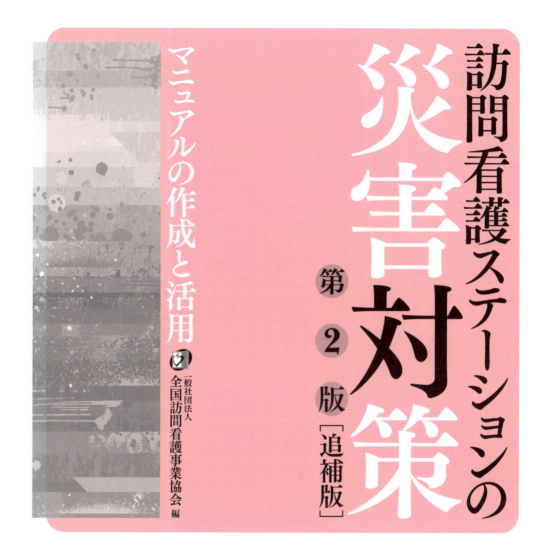

訪問看護ステーションの災害対策

第2版［追補版］

マニュアルの作成と活用

一般社団法人 全国訪問看護事業協会 編

日本看護協会出版会

執筆者一覧

● 編集

編集委員長

上野　桂子　　一般社団法人全国訪問看護事業協会顧問・前副会長

編集委員（50音順）

阿部　智子　　株式会社けせら訪問看護ステーションけせら統括所長

ガルシア 小織　　株式会社メディケアシステム訪問看護ステーションメディケア管理者

木村　浩美　　社会医療法人寿量会ホームケアサポートセンター副センター長
（前訪問看護ステーション清雅苑管理者）

黒田たまき　　社会福祉法人恩賜財団済生会福井県済生会訪問看護ステーション管理者

髙砂　裕子　　一般社団法人全国訪問看護事業協会副会長

真柄　和代　　公益財団法人筑波メディカルセンター訪問看護ふれあい管理者

松浦　千春　　医療法人社団静実会ないとうクリニック訪問看護ステーション管理者
（前社会福祉法人宮城ろうふく会あきう訪問看護ステーション管理者）

山﨑　和代　　社会福祉法人西宮市社会福祉事業団訪問看護課課長

● 執筆者（執筆順）

石田　千絵　　日本赤十字看護大学看護学部教授（第1章1・5）

上野　桂子　　前掲（第1章2・3・4）

髙砂　裕子　　前掲（第1章2・3・4、第4章2）

宇佐美しおり　　元四天王寺大学看護学部教授・看護実践開発研究センター長（第1章6）

黒田たまき　　前掲（第2章1、第4章1・2）

真柄　和代　　前掲（第2章2・3、第4章1・2）

松浦　千春　　前掲（第2章4、第5章2）

ガルシア 小織　　前掲（第2章4）

山﨑　和代　　前掲（第3章1・2、第5章3）

阿部　智子　　前掲（第3章3、第4章1・2）

木村　浩美　　前掲（第4章2、第5章2）

齊藤　裕基　　株式会社ウェルファーあゆみ訪問看護ステーション統括管理者（第5章1）

千葉美由紀　　特定非営利活動法人水梨かふぇ多機能型事業所いっぽ（第5章1）
（前社会福祉法人キングス・ガーデン宮城 南三陸訪問看護ステーション所長）

立石　容子　　株式会社コメディカハピネス訪問看護ステーション管理者
（前一般社団法人大阪府訪問看護ステーション協会会長）（第5章2）

● 執筆協力（第6章）

三井住友海上火災保険株式会社公務開発部営業第一課

はじめに （第2版）

　本書の『初版』は、訪問看護制度が創設された3年後の1995年に発生した「阪神・淡路大震災」で利用者の安否確認や訪問看護の提供に尽力し、さまざまな経験をされた訪問看護ステーションの方々の協力を得て、1996（平成8）年度厚生労働省保健健康増進等事業の中で作成した「災害対策マニュアル」が基となっています。その後内容を再検討し、訪問看護ステーションが備えるべき標準的なマニュアルを作成できるよう「マニュアル様式集」（CD-ROM付）も掲載し、より実践的に活用できる内容として2009年に『訪問看護ステーションの災害対策 マニュアル作成と実際の対応』（初版）を編集・発行しました。本書の使いやすさから各ステーションでは、「災害対策マニュアル」を作成し、災害に対する取り組みが広く進みました。

　その後、2011年3月の東日本大震災、2016年4月の熊本大震災をはじめ、近年では台風や豪雨、豪雪など、地震以外の災害や大規模停電等も場所と時期を選ばず相次いで発生し、日頃からの災害対策は訪問看護ステーションとして必須のことであり、関心の高いテーマとなっています。そこで、『初版』発行から10年、これまでの貴重な被災体験・対応を基に、より充実した内容となるよう、『第2版』を編集することといたしました。

　『第2版』では、マニュアルの内容を再度見直すとともに、①利用者への事前対策の支援、②スタッフの災害対策の教育・訓練、③災害時の事業継続計画、そして④災害に備える保険の知識などを充実させました。

　特に「利用者への事前対策の支援」（第4章）は、"被災後、3日間は利用者と家族が自立して生活できるよう、セルフケア能力の獲得"を目標とした支援や、"被災後も利用者が医療・ケアを継続できる"ための情報共有ツールなどを検討しました。

　また、「スタッフの教育・訓練」（第3章）では、スタッフの防災の意識や対応力を高め、マニュアルの更新につながる研修ツールを提供しました。さらに、防災訓練は自訪問看護ステーションのみで行うには限界がありますが、複数のステーションや団体として防災訓練を行うことにより、実践的な対応の訓練が可能になります。そのヒントとなる実践例なども提示しました。

　さらに、実際の災害発生時の対応は、自訪問看護ステーションのみで解決するのではなく、地域の訪問看護ステーション連絡協議会等のネットワークの好事例

も取り上げました。災害時に各ステーションの状況をいち早くキャッチし、的確な情報提供を関係各機関に連絡し、支援を依頼したり援助を受ける役割を担っています。これら連絡協議会等の活動が全国の協議会の皆様のお役に立つ情報だと思います。

　なお、本書の内容を実践的にご活用いただけるようにと、『第2版』のサブタイトルを「マニュアルの作成と活用」に変更いたしました。

　最後に、本書の編集にご尽力いただいた編集委員の皆様、および関係者の方々に感謝いたします。

2019年2月
一般社団法人全国訪問看護事業協会
副会長　上野　桂子

はじめに （初版）

　訪問看護が制度化され17年が経過し、訪問看護ステーションは地域における在宅サービスの要として社会の期待に応えながら全国各地で活動しています。訪問看護の対象は年齢を問わず病気や障害をもった方、医療機器を使用し在宅療養をされている方々です。利用者の中には、地震による停電被害などが命に直結するケースもあり、訪問看護ステーションでは医療・看護の観点からどのような対策・対応をするべきでしょうか。

　1995年1月17日に発生した「阪神・淡路大震災」は交通、通信、電気、水道などのライフラインが寸断され、6,400人以上もの犠牲者を出す関東大震災以来の大規模災害となりました。その後も2004年の新潟県中越地震、2007年の能登半島地震、新潟県中越沖地震、2008年の岩手・宮城内陸地震等が続発し、これらの災害において医療・看護の対応は重要なテーマとなりました。

　全国訪問看護事業協会では平成8（1996）年度厚生労働省保健健康増進等事業の中で、阪神・淡路大震災で利用者の安否確認、訪問看護の提供に尽力し、さまざまな経験をされた訪問看護ステーションの協力を得て、訪問看護ステーションにおける災害対策、災害時対応をまとめた「災害対応マニュアル」を作成しました。このマニュアルに基づき、平成15年3月に発刊した「訪問看護ステーション災害対応マニュアル」は、訪問看護ステーションにおいて災害対策に活用されてきました。

　本書は、近年の度重なる地震、豪雨等の災害発生を機に「訪問看護ステーション災害対応マニュアル」の内容を再度検討し、内容・マニュアル等の見直し、利用者への防災教育・防災手帳、職員のメンタルケア等の追加、マニュアル様式集のCD-ROMを付属するなど、訪問看護ステーションがより実践的に活用できる内容として編集しました。

　災害時、災害地内の訪問看護ステーションは自らも被災者ですが、被災現場において最も早く医療・看護を提供できる医療機関の一つとしてその役割は重要なものです。本書は訪問看護ステーションが備えるべき標準的なマニュアルが作成できるように構成しています。このマニュアルを基に地域の実情に即した訪問看護ステーション個々のマニュアルを作成し、内容についても定期的に確認・更新することが重要です。また作成したマニュアルは「介護サービス情報の公表」にも活用でき、職員の防災意識の向上にも役立ちます。本書が訪問看護ステーショ

ンにおける災害対策推進の一助となり、利用者ならびに地域住民の安全に貢献できれば幸いです。

　最後に本書の発行にご尽力をいただいた編集委員、関係者に感謝いたします。

2009 年 9 月
社団法人全国訪問看護事業協会
常務理事　上野　桂子

もくじ

第1章 災害対策 総論 ·· 1

1 災害に関する基本事項 ·· 2
1 ● 災害・災害看護の定義と制度・法律 ··························· 2
2 ● 災害サイクルと医療・看護 ·································· 5
3 ● 災害時の自助・共助・公助 ·································· 6

2 災害時の訪問看護事業所の役割 ································ 8
1 ● 訪問看護事業所における災害対策の視点 ················· 8
2 ● 災害時の特殊性 ··· 9

3 災害対策の現状：アンケート結果より ····················· 11
1 ● マニュアルの準備と被災時の不安等 ····················· 11
2 ● 地震発生時刻と訪問看護事業所の被害 ··················· 12
3 ● 被災体験から：訪問看護事業所の声 ····················· 12

4 訪問看護事業所における災害時の課題 ····················· 13

5 訪問看護事業所における災害時の事業継続計画 ········· 15
1 ● 災害時の事業継続計画 ······································ 15
2 ● 訪問看護事業所における災害時の BCP ················· 16

6 災害後のスタッフへのこころのケア ························· 19
1 ● 災害後の離職や PTSD・うつの実態 ····················· 19
2 ● 災害後のこころのケアの実際 ······························ 21

第2章 災害対策と災害時の対応 ································· 25

1 災害に備えた事前対策 ·· 26
1 ● 施設・設備の点検 ·· 26
2 ● ステーションの体制整備 ···································· 31
3 ● 利用者への災害に備えた事前対策・教育 ··············· 40
4 ● 他機関との連携・情報収集 ································· 41

2 災害発生時の対応（直後〜 72 時間）····················· 44
1 ● 災害の正確な情報把握 ······································ 44
2 ● ステーション機能の確保 ···································· 44
3 ● 利用者への訪問 ··· 48
4 ● 他機関との連携 ··· 51

vii

3 災害発生時の対応（3日〜1カ月） · 53

1 ● ステーション施設・設備の復旧 · 53
2 ● 利用者への訪問 · 53
3 ● スタッフの確保 · 54
4 ● 他機関との連携 · 56
5 ● 物資・物品の確保 · 57

4 災害発生後の中・長期的対応 · 58

1 ● 1カ月〜数カ月 · 58
2 ● 数カ月〜数年 · 61

予測可能な災害への対策

関東・東北豪雨を経験して · 63
福井雪害を経験して · 66

第3章
災害対策マニュアルの作成とスタッフの教育・訓練 · · · · · · · · 69

1 マニュアルの作成 · 70

1 ● マニュアルの必要性 · 70
2 ● マニュアルの作成方法 · 70
3 ● マニュアル作成の留意点 · 71
4 ● マニュアル完成後 · 71

2 スタッフの教育・訓練 · 73

1 ● スタッフの教育・訓練のポイント · 73
2 ● 日頃からの準備がすべて · 73
3 ● 研修・訓練内容をスタッフと検討する · · · · · · · · · · · · · · · · · 73
4 ● 教育方法の実際 · 74
5 ● 研修用ツール「災害対策教育プログラム」と「災害対応力強化シート」· · · · 75

3 訪問看護ステーション連絡協議会等による災害訓練 · · · · · · · · · · · 80

1 ● 組織として災害対策に取り組む目的 · · · · · · · · · · · · · · · · · · · 80
2 ●「災害派遣支援訓練」の実際 · 80
3 ● 訓練による効果 · 86
4 ● 結果 · 86

第4章
利用者への事前対策の支援：医療依存度の高い利用者を中心に ‥87

1 セルフケア能力の向上のための視点とツール ‥‥‥‥‥88
1 ● 利用者のセルフケア能力の向上 ‥‥‥‥‥‥‥‥‥88
2 ● 基本的な防災対策 ‥‥‥‥‥‥‥‥‥‥‥‥‥‥88
3 ● 協力体制・ネットワークづくり ‥‥‥‥‥‥‥‥91
4 ● 医療・ケア継続のための「情報共有ツール」‥‥‥‥92

2 情報共有ツールの例 ‥‥‥‥‥‥‥‥‥‥‥‥‥‥94
1 ● 利用者の基本情報：「安心カード」‥‥‥‥‥‥‥94
2 ● 人工呼吸器を使用している利用者 ‥‥‥‥‥‥‥96
3 ● 在宅酸素療法を行っている利用者 ‥‥‥‥‥‥ 100
4 ● 人工血液透析を受けている利用者 ‥‥‥‥‥‥ 102
5 ● インスリン注射を使用している利用者 ‥‥‥‥ 104
6 ● 中心静脈栄養を使用している利用者 ‥‥‥‥‥ 106
7 ● ストーマを使用している利用者 ‥‥‥‥‥‥‥ 108
8 ● 経管栄養を使用している利用者 ‥‥‥‥‥‥‥ 110
9 ● カテーテルを使用している利用者‥‥‥‥‥‥‥ 112

第5章
被災体験をもとに ‥‥‥‥‥‥‥‥‥‥‥ 115

1 災害発生時の管理者としての対応 ‥‥‥‥‥‥‥ 116
1 ● 東日本大震災（岩手県）の経験をもとに ‥‥‥‥ 116
2 ● 東日本大震災（気仙沼）の経験をもとに ‥‥‥‥ 120

2 訪問看護ステーション連絡協議会等としての対応 ‥‥ 124
1 ● 大阪北部地震および台風 21 号の体験をもとに ‥‥ 124
2 ● 熊本地震の体験をもとに ‥‥‥‥‥‥‥‥‥‥ 128
3 ● 東日本大震災の体験をもとに ‥‥‥‥‥‥‥‥ 132

3 行政等との取り組み ‥‥‥‥‥‥‥‥‥‥‥‥ 135
1 ● 西宮の訪問看護ステーションが行政の防災担当部署と災害対策に取り
組んだ経緯と状況 ‥‥‥‥‥‥‥‥‥‥‥‥‥ 135

もくじ

第6章
災害に備える保険の知識 ……………………………… 141

1 訪問看護ステーションにおける危険の整理 ………………… 142

2 災害から企業資産を守る保険 ……………………………… 144
1 ● 事業用の火災保険 ……………………………………… 144
2 ● 自動車保険 …………………………………………… 149
3 ● 傷害保険 ……………………………………………… 150
4 ● まとめ ………………………………………………… 151

災害対策マニュアル 様式例 ………………………………… 153

資料
資料Ⅰ ● 災害対策教育プログラム …………………………… 172
資料Ⅱ ● 災害対応力強化シート（例） ……………………… 178
資料Ⅲ ● 災害時携帯カード（例） ……………………………… 180
資料Ⅳ ● 訪問看護ステーション災害マニュアルに関するアンケート調査結果 ‥ 181
資料Ⅴ ● 自然災害発生時の事業継続計画（BCP）と事業継続マネジメント（BCM）‥ 186

索引 ………………………………………………………… 188

本書で掲載している下記資料など、掲載頁下に「★」が付いている書式は、
https://jnapcdc.com/saigait-2 よりデータをダウンロードできます。

○災害対策マニュアル　様式例　　　○研修用ツール　　　　　　　　○災害時携帯カード（例）
○情報共有ツール　　　　　　　　　・災害対策教育プログラム
　・安心カード　・チェックシート　　・災害対応力強化シート（例）
　・医療ケアシート　　　　　　　　　　　　　　　　　　　　　　　など

※自事業所のマニュアル作成および活用以外の目的で、ダウンロードした資料を冊子・パンフレット・
　Webページ等に転載される場合には、出典を明記し、転載許諾の申請をお願いいたします。

○ インターネットブラウザ画面上部にあるアドレスバー（https〜などの表示箇所）に、半角で間違え
ないよう入力後、Enterキーを押してください。「掲載資料ダウンロードページ」が表示されます。

← → | https://jnapcdc.com/saigait-2

掲載資料ダウンロードページ

Ⓚ検索エンジン名

🔍検索

✕ 検索箇所にURLを入力しても、目的のページに
たどり着けない場合があります。

第 1 章

災害対策　総論

第 1 章　災害対策　総論

1 災害に関する基本事項

　わが国では、1995（平成 7）年 1 月 17 日の阪神・淡路大震災（大規模な**自然災害**）と、同年 3 月 20 日の地下鉄サリン事件（未曾有の**人為災害**）を契機に、災害時の健康課題から生命と社会生活における健康を守るための看護が注目されるようになりました。

　以下は、災害と災害時の医療・看護に関する基本事項です。

1　災害・災害看護の定義と制度・法律

❶災害・災害看護の定義

　災害（disaster）の定義はさまざまに存在しますが、共通となる定義は、「①人命あるいは人の健康や生活を脅かし、②生活や社会の再建に外部からの支援を必要とし、さらには③精神的な建て直しも必要とするような出来事」[1] です。これらは、「地震や台風などの自然現象や、戦争やテロ活動などの脅威となる出来事」＝「ハザード」を原因とし、人が生活する場や社会の脆弱性が加わって災害となります。

　一方、災害看護（disaster nursing）とは、「災害に関する看護独自の知識や技術を体系的に、かつ柔軟に用いるとともに、他の専門分野と協力して、災害の及ぼす生命や健康生活への被害を極力少なくするための活動を展開すること」[2] です。看護職は、人々の心身と、社会的な健康を守るため、顕在的・潜在的な健康課題に対し、直接的・間接的に、個別的・広域的な看護活動を多職種・多機関と連携して展開します。

❷主な法律・制度
1）主な法律
●災害対策基本法 [3]

　「災害対策全体を体系化し、総合的かつ計画的な防災行政の整備および推進を図ること」を目的として、1959（昭和 34）年の伊勢湾台風を契機とし 1961（昭和 36）年に制定されました。法の概要として、①防災に関する責務の明確化、②総合的防災行政の整備、③計画的防災行政の整備、④災害対策の推進、⑤激甚災害に対処する財政援助等、⑥災害緊急事態に対する措置について、が示されています。具体的には、都道府県防災会議等による地域防災計画の作成における重

2

点事項や内閣総理大臣による災害緊急事態の発令、住民による自発的な防災活動計画参加の責務などが規定されています。

　なお、上記⑤の「激甚災害に対処する財政援助等」に係る法律として、1961年に公布された「激甚災害に対処するための特別の財政援助等に関する法律」があります。内閣府が「激甚災害」と認定した災害では、避難所における訪問看護や週3回以上の訪問看護等、診療報酬・介護報酬上で特別措置がとられます。

●災害救助法 [4,5]

　災害に際して、国が地方公共団体、日本赤十字社、その他の団体および国民の協力の下に、応急的に、必要な救助を行い、被災者の保護と社会の秩序の保全を図ることを目的としています。災害援助に係る法律としては、1899（明治32）年制定の「罹災救助基金法」がありましたが、救助活動全般にわたる規定が設けられていない、基金の支給における地域格差等の問題がありました。そこで、1946（昭和21）年の南海地震を契機に、1947（昭和22）年に「災害救助法」が制定されました。一方、「災害対策基本法」の策定後（1961年）は、災害救助法の一部は「災害対策基本法」に移管され、さらに2011（平成23）年の東日本大震災を受け2013（平成25）年の災害対策基本法の改正で、より迅速な対応を可能にすべく、内閣府に移管され一元的管理がなされています。

　救助の種類は、①避難所、応急仮設住宅の設置、②食品、飲料水の給与、③被服、寝具等の給与、④医療、助産、⑤被災者の救出、⑥住宅の応急修理、⑦学用品の給与、⑧埋葬、⑨死体の捜索および処理、⑩住宅またはその周辺の土石等の障害物の除去です。災害により市町村などの人口に応じた一定以上の住家の滅失がある場合や、多数の者が避難し継続的な救助を必要とする場合等に法が適用され、都道府県知事が法に基づいて実施し、市町村長が補助します。

2）大規模災害にかかわる制度・チーム

　1995年の阪神・淡路大震災を契機に、「防ぎ得た災害死」に対応すべく、広域災害救急医療情報システムや災害拠点病院、災害派遣医療チームなどのシステムがつくられました。さらに、2011年の東日本大震災を契機に、「防ぎ得た死と二次的健康被害」を予防するため、被災地自治体の指揮調整機能を支援する仕組みとして、災害時健康危機管理支援チームがつくられました。

　このほか、日本看護協会、各都道府県の看護協会、災害看護学会でも独立した情報ネットワークや支援システムをもっており、災害の規模に応じた看護支援を行っています。以下に、大規模災害時に訪問看護事業所の看護職もかかわることが多いシステムと支援チームを記しました。

①広域災害救急医療情報システム（EMIS：emergency medical information system）

　災害時に都道府県を越えて災害医療情報をインターネット上で共有し、被災地域での適切な医療・救護にかかわる情報を集約・提供する、厚生労働省が運営し

ているシステムです。

②災害時健康危機管理支援チーム（DHEAT：Disaster Health Emergency Assistance Team）

災害発生後に健康危機管理・公衆衛生学的支援を行うチームです。

③災害拠点病院

災害発生時に災害医療を行う医療機関を支援する病院であり、災害時医療の拠点となる病院です。

④災害派遣医療チーム（DMAT：Disaster Medical Assistance Team）

災害急性期（おおむね発災後48時間以内）に活動できる機動性をもつ、専門的な訓練を受けた災害派遣医療チームです。

⑤精神医療チーム（DPAT：Disaster Psychiatric Assistance Team）

都道府県および政令指定都市によって組織された、精神医療の中核的機関に籍をおく精神科医師、看護師、業務調整役などからなるチームです。

⑥日本医師会災害医療チーム（JMAT：Japan Medical Association Team）

発災から3日後くらいに被災地に入り、現地の医療体制が回復するまでの間、地域医療を支えることを目的とした医療派遣チームです。

このうち、②DHEAT、④DMAT、⑤DPATの活動時期と期間は、**図1-1** 災害時の保健医療ニーズと活動の経時変化[6]のとおりです。

図1-1 災害時の保健医療ニーズと活動の経時変化

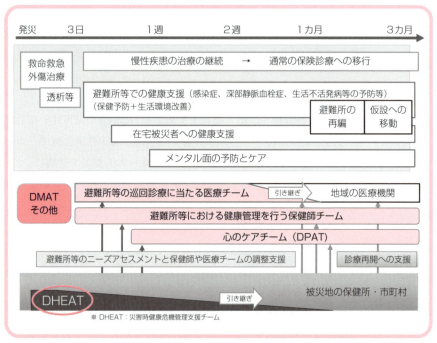

（厚生労働省健康局保健課地域保健室：災害時健康危機管理支援チーム について．厚生労働省ホームページより．）

2　災害サイクルと医療・看護

❶災害サイクル

　災害の発生から時間的経過に応じた対応を経て、次の災害に備える一連の過程を災害サイクルといいます。発災⇒①超急性期⇒②急性期⇒③亜急性期⇒④慢性期（復旧・復興期）⇒⑤準備期（静穏期）⇒（次の災害発生）、に分けることができます。特に、地震、津波、台風による自然災害の場合、その経過には多くの類似点があるため、各時期に適切な医療・看護活動を行うことにより、限られた人的・物質的資源の中で最大限の効果を発揮できます。

❷災害サイクルに応じた医療・看護ニーズの変化

　災害サイクルに応じて地域で暮らす人々の医療・看護ニーズは、それぞれ次のとおりです。

①超急性期（発災直後〜72時間）

　災害直接死や関連死のリスクが高まる時期です。災害による外傷・熱傷、津波肺等の受傷、医療ニーズの高い患者（人工呼吸器、人工透析、在宅酸素療法、インスリン注射等）の医療継続の危機、エコノミークラス症候群、低体温症・熱中症の発生がみられます。また、避難できずに危険な家屋で過ごす場合は、生命の危機状態が続きます。

②急性期（3日〜1週間）

　ライフラインや交通機関が途絶し、人的・物流支援の受け入れが十分に得られない中で、ストレスによる喘息・アレルギー・循環器系疾患の悪化、慢性疾患の服薬中断、生活不活発病、口腔内トラブルや誤嚥性肺炎のリスクが高まります。また、避難所では感染症による集団感染などの可能性も生じます。

③亜急性期（1週間〜1カ月）

　地域医療やライフライン機能、交通機関の機能の復旧に伴い、避難所の救護所の閉鎖、避難所も統合・縮小・閉鎖されます。避難所間の移動や仮設住宅等への移動が生じ、生活環境が変わります。生活再建に向けた経済的な問題や、うつ病、飲酒によるアルコール依存などの発生や悪化がみられます。

④慢性期（復旧・復興期：1カ月〜3年）

　医療救護所はほぼ閉鎖され、通常診療が再開されます。自分自身と家族の将来の生活を考えられるようになり、コミュニティの再構築や復興住宅等への移行もなされます。一方で、役割の喪失による閉じこもりや生活不活発病の悪化により、要介護・要支援者認定者が増えます。

⑤準備期（静穏期：3年以降）

　過去の災害や自身の被災経験を活かし、次に起こり得る災害のための準備をする時期です。居住地域のハザードや住まいの耐震性から、避難の必要性や災害時

に必要な物品の準備、マンパワーの確保等を見極めます。特に医療依存度が高い療養者には、自助・共助にかかわる準備が必要です。

このように、災害サイクルに応じた医療・看護のニーズは変化していきます。本書では、「第2章 災害対策と災害時の対応」で詳しく説明しています。

❸ 災害時要配慮者・避難行動要支援者

災害時要配慮者とは、高齢者、障害者、難病患者、乳幼児、妊産婦、外国人などの方をいいます。要配慮者のうち、「災害が発生し、又は災害が発生するおそれがある場合に自ら避難することが困難な者で、その円滑かつ迅速な避難の確保を図るため特に支援を要する者」を**避難行動要支援者**といいます[7]。

訪問看護事業所の利用者のすべてが災害時要配慮者であり、その一部は避難行動要支援者であるため、災害時の事前の対策は大変重要といえます。

3　災害時の自助・共助・公助

❶ 自助

「他人の力によらず、自分の力だけで事を成し遂げること」を**自助**といいます。これは防災・減災の最も大切な視点であり、自分自身と家族の健康や財産を家族単位で守ることや、自分の会社・組織の構成員の健康や財産を会社・組織単位で守ることも自助といいます。

本書では、訪問看護事業所における自助について、施設・設備、スタッフ・利用者について記すとともに、利用者・家族の自助についても示しました。

❷ 共助

共助とは、「互いに力を合わせて助け合うこと。互助」のことです。災害時に、近隣住民や友人によって生命を救助された事例が多く報告されており、また、3日間は公的支援が個々に行きわたることが困難となることから、防災・減災において共助は重要とされています。

訪問看護事業所における共助では、利用者が継続的に必要なサービスを受けることができ、かつ、訪問看護事業所の経営も継続できるような地域の保健・医療・福祉チームにおける助け合いや連携を指します。

❸ 公助

公助とは、「公的機関が援助すること。特に、個人や地域社会では解決できない問題について、国や自治体が支援を行うこと」です。災害時の公的機関には、国や自治体、自衛隊、警察、消防に加え、電気、ガス、水道などのライフライン

にかかわる機関も含まれます。

引用文献

1) 増野園恵：災害の定義と分類. In：南裕子, 山本あい子編：災害看護学習テキスト. 日本協会出版会；2007. p.5.
2) 日本災害看護学会：日本災害看護学会設立の趣意. 1998年12月13日. 1998. 日本災害看護学会ホームページより. <http://www.jsdn.gr.jp/about>
3) 内閣府：災害対策基本法の概要. 防災情報のページ. 内閣府ホームページより. <http://www.bousai.go.jp/taisaku/kihonhou/pdf/kihonhou_gaiyou.pdf>
4) 内閣府：災害救助法の概要. 防災情報のページ. 内閣府ホームページより. <http://www.bousai.go.jp/taisaku/kyuujo/pdf/siryo1-1.pdf>
5) 内閣府防災（被災者行政担当）：災害救助法について：参考資料1. 内閣府ホームページより. <http://www.bousai.go.jp/updates/h280414jishin/h28kumamoto/pdf/sanko01.pdf>
6) 厚生労働省健康局保健課地域保健室：災害時健康危機管理支援チーム について：DHEATとは?. 厚生労働省ホームページより. <http://www.mhlw.go.jp/file/05-Shingikai-10901000-Kenkoukyoku-Soumuka/0000131931.pdf>
7) 内閣府：避難行動要支援者の避難行動支援に関する取組指針. 平成25年8月. 2013. p.2. 内閣府ホームページより. <http://www.bousai.go.jp/taisaku/hisaisyagyousei/youengosya/h25/pdf/hinansien-honbun.pdf>

第 1 章　災害対策　総論

2 災害時の訪問看護事業所の役割

1 訪問看護事業所における災害対策の視点

　1995（平成7）年の阪神・淡路大震災では大規模災害時の医療・看護の対応が在宅療養者の生命と健康・生活の確保のための重要なテーマとなりました。それ以降も2007（平成19）年3月に能登半島沖でM6.9の地震、7月に新潟中越沖でM6.8の地震、2011（平成23）年には東日本大震災でM9.0の地震、そして2016（平成28）年には熊本地震でM6.5の地震など、災害救助法が適用された地震が続発しています。また、2018（平成30）年には、西日本豪雨災害等、大雨、台風、大雪による大規模災害・大規模停電等も場所と時期を選ばず発生しています。

　これらの災害に対し、訪問看護事業所は、①利用者に対する災害時看護の実践、②災害時の地域看護の担い手、③管理者が危機管理能力を身につけて事業継続計画（BCP）の実践、という3つの観点から、災害対策を講じる必要があります。

❶利用者に対する災害時看護の提供

　訪問看護とは、訪問看護事業所から、病気や障害をもった人が住み慣れた地域や家庭で、その人らしく療養生活を送れるように、看護師等が生活の場へ訪問し、看護ケアを提供し、自立への援助を促し、療養生活を支援するサービスです。

　その役割は災害時においても同様であり、そのために、訪問看護事業所では契約している利用者に対する災害時看護の役割と、そのための具体策が必要です。訪問看護事業所の利用者は高齢者や障害をもった人が多く、地震などの災害時には特に心身双方の健康状態への配慮が必要になります。また、医療施設や社会福祉施設等の入所施設とは異なり、利用者は地域に点在しており、スタッフも訪問看護事業所に不在の時間が長いことなどから、入所施設とは全く異なる防災対策を講じておく必要があります。

　一方で、訪問看護の強みは、地域の地理を熟知し、利用者が倒壊した住宅のどの部屋のどの場所で生活していたかを把握していることです。電話などで連絡がとれない場合には、緊急対応が必要な人から手分けして、安否確認と応急手当に向かうことが必要です。地域の地理がわかり、自転車などで道路を把握している看護師の訪問による安否確認と緊急対応は、在宅療養者に大きな安心と健康の確保の役割を果たします。特に孤立しがちな在宅療養者には、近隣との連携の依頼

などのサポートも必要になります。これらは、ケアマネジャーや多職種との役割分担で進めます。

❷ 地域看護の一機関として

災害時の訪問看護事業所の役割は、個々の利用者のケアにとどまらず、事業所（設立母体法人）との関係や「地域防災計画」との関係で、援助時には地域医療・ケアチームの一員としての役割が求められます。

大規模災害時には通常の在宅での看護ではなく、市町村や保健所・避難所・公民館など地域のあらゆる場所が災害医療・看護の提供の場になります。同時に、自治体の災害時医療チームにおける役割分担が地域における広域的な災害対応として不可欠です。

地域の防災医療の体制においても、時間の経過とともに役割は変化します。緊急医療・看護から助言や感染対策、健康の管理や遺体の処置など地域の状況に即した役割を担います。特に、地域を熟知した訪問看護師ならではの、素早い判断と応用力の発揮が求められます。

❸ 管理者が危機管理能力を身につけ、事業継続計画（BCP）を実践

災害時には、管理者のマネジメントは、危機管理能力を含めとても重要になります。被災した管理者たちは、被災後の訪問看護活動の優先順位を決定することを求められます。平素より、災害が発生した時に、どの利用者を優先に訪問するかをスタッフとともに検討することが必要になります。そのためにも、被災後の事業継続計画（BCP）＊を立案し、そこで訪問看護活動の優先順位や、スタッフであっても災害時の基本方針として、「自分の命は自分で守る」といったことなどを平素より共有することにより、利用者やその家族のことが心配であっても、まずは自身の身を守る行動がとれるようになります。

＊「第1章5節」参照

また、災害訓練などの実践があってこそ、災害時の対応が可能となるため、平素より災害に対する教育や訓練などを訪問看護事業所や地域の介護サービスを提供する事業所とともに行うことが必要です。平素実施していないことを、被災という特殊な環境で実施することは、難しいといわれています。

BCP作成においては、「継続不能」という最悪の事態を想定した対策が必要です。どんな状態でも活用できるBCPを作成する必要があります。

2 災害時の特殊性

災害時の看護の特殊性として、被害が大規模であること、それに加え医療・看護の現場そのものも被災者であることが挙げられます。

❶ 災害時の医療資源

大規模な救急医療が求められる時、たとえば列車事故や地下鉄サリン事件などのように人為的災害では、交通網などは災害地に存在しなければ災害の影響を受けませんでした。

しかし、阪神・淡路大震災や東日本大震災にみられるように、自然災害の多くでは、医療機関・医療スタッフも被災し、交通網の遮断、電話やインターネットなどの情報通信機能の切断、水・食料・医薬品の不足が起こります。また、スタッフの出勤もままならない状況も考えられ、その中で多くの被災者への救急対応をしなければなりません。そのため、緊急時訪問看護と災害時の訪問看護は、異なる役割と対応が求められます。

通常、大規模災害医療では、助かる可能性を判別し、限られた医療資源の有効的活用のため、治療の優先順位を決めるトリアージが行われます。

❷ 精神的ケア

「正常な人が異常な環境におかれて仕事をすると、異常な心理状態を示すのは正常な反応である」。これは阪神・淡路大震災時にいわれたことです。専門職として頑張っていても、疲労や患者の悲惨な死、家族や被災者への必要な援助が思うようにできない状況下では、それらを受け止めきれずに心が悲鳴をあげることが当然起こります。独りで抱えない、悩まないでチームの一員として語り合い、苦しみや悲しみを共感し、エネルギーを補充する精神的ケア*が必要になります。

＊「第1章6節」
　参照

第 1 章　災害対策　総論

3 災害対策の現状
：アンケート結果より

1　マニュアルの準備と被災時の不安等
（2002年と2008年、2018年の比較）

* 「資料Ⅳ」参照

　本書を作成するにあたり、全国訪問看護事業協会の正会員訪問看護事業所を対象に、被災経験、被災時対応、災害対策等についてアンケート調査*を実施しました。**表 1-1** に、今回 2018（平成 30）年に実施したアンケート結果と、2008（平成 20）年実施、2002（平成 14）年実施のアンケート結果（「訪問看護事業所災害対応マニュアル」2003〈平成 15〉年発行に掲載）の比較を示します。

　まず、「災害に関するマニュアルを準備していますか」の問いに対して、2002年のアンケートでは「ある」の回答が 13％でしたが、2008 年のアンケートでは、「ある」の回答が 69％に、2018 年においては 72.4％になり、作成中も含めると84.7％と大幅に増加しました。訪問看護事業所は、災害に対する危機管理意識をもって災害対応の体制整備を行っていることがうかがえます。

　次に、「災害時の不安・心配」の問いに対しては、「緊急時訪問を有する利用者への対応」がこれまでと同様に、今回のアンケートでもトップを占めました。しかし、2 位・3 位はこれまで「通信手段・交通手段の確保」「利用者への連絡方法」でしたが、今回のアンケートでは、2 位に「ライフラインの確保」、3 位が「利用者への連絡方法」と変化がありました。

表 1-1　アンケート結果の比較

	2002 年	2008 年	2018 年
災害に対してのマニュアルの準備			
ある	13%	69%	72.4%
災害に対して、不安・心配なこと（上位 5 位まで）			
ライフラインの確保	5%	5%	2%
通信手段・交通手段の確保	2%	2%	5%
スタッフとの連携・報告	4%	4%	4%
利用者への連絡方法	3%	2%	3%
緊急時訪問を有する利用者への対応	1%	1%	1%

2 　地震発生時刻と訪問看護事業所の被害

　　1995 年の阪神・淡路大震災と 2004 年の新潟県中越地震に関して、全国訪問看護事業協会が実施した被災地のアンケート調査では、地震発生時刻が訪問看護事業所の営業時間内か否かによって対応に違いがあったことが明らかになりました。一般的にも災害発生時刻により被害の大きさや拡大の仕方、情報、交通網の状態などに差がありますが、訪問看護事業所においても同様の結果となりました。早朝の午前 5 時 46 分の発生だった阪神・淡路大震災の場合は、スタッフの訪問看護事業所への出勤・連絡が、多くの場合で困難を伴いました。一方、17 時 56 分の発生だった新潟県中越地震の場合は、訪問看護事業所のスタッフが勤務中もしくは勤務終了直後で、対応はさまざまでした。

　　2011 年の東日本大震災の発生は 14 時 46 分で、ちょうど訪問時間帯であり、訪問中や移動中に災害に合い、多くの教訓を残してくれました。

3 　被災体験から：訪問看護事業所の声

　　災害時の実際に関する情報を求める声が、全国訪問看護事業協会に多く寄せられています。また、実際の被災体験を見聞きすることは、災害対策を講じるうえで、大いに参考になります。そこで、東日本大震災で被害を受けた訪問看護事業所へのアンケート[1] などから、災害時の対応に関する声を以下に抜粋します。

●「困難であった点や問題点 / 今後の改善点など」

・災害時、スタッフの安全を守ることが重要である。

　→看護師は利用者を最優先に考えて行動するが、管理者はスタッフの命を守る必要がある。災害時の対応について契約書や重要事項説明書に記載する。

・利用者安否確認の優先順位は、家族の同居に関係なく医療機器を使用している場合は優先度が高くなり、独居で認知症や知的障害の方の支援が遅くなった。

　→在宅の支援チームで、災害時にどの利用者の安否確認を優先的に行うか協議する。

・人工呼吸器などを使用している利用者は停電時に混乱された。

　→人工呼吸器などの医療機器を使用している場合は、災害時の対応について確認する。人工呼吸器の回路交換時、アンビューバックを使用して緊急時に慌てないように、普段から介護者に指導する。

・介護ベッドやエアマットを使用している方は、皮膚トラブルを起こした。

　→ギャッジアップの解除方法やエアマットのエア漏れ防止法について確認する。

引用文献

1）宮城県訪問看護ステーション連絡協議会：東日本大震災における宮城県訪問看護ステーションの被害　〜復興状況：震災を乗り越え、県内の訪問看護の更なる推進を．平成 24 年 5 月．2012.

第 1 章　災害対策　総論

4 訪問看護事業所における災害時の課題

❶ 災害対策の要

　「災害は忘れた頃にやってくる」は死語に等しいほど、地震からテロまであらゆる災害が新聞紙上をにぎわしています。もし訪問中に災害に見舞われたら訪問看護師は何を第一に、どのような行動をとるべきでしょうか。普段から災害に備え、訪問看護師としての役割を実践できるように備えることが必要です。

　訪問看護事業所では、①防災訓練、②緊急時の救命処置技術に関する研修の実施、③地域のネットワークづくり、④情報通信体制の整備、⑤災害時の備品の確保体制、⑥関連機関や主治医との連携—などが防災対策の要となります。

　災害が多発しているにもかかわらず経験が活かせなかったということがないよう、お互いの経験を共有し合うことが必要です。

❷ 災害発生時刻への考慮

　前述のアンケート結果からもわかるように、災害の発生時刻が訪問看護事業所の営業時間内か否かによって対応に大きな差が出てきます。新潟県中越地震のようにスタッフが勤務中の場合は、すぐに対応に取りかかれますが、阪神・淡路大震災のように勤務時間外の場合は、スタッフの出勤・連絡が非常に困難となることが予想されます。営業時間内・時間外それぞれの対応策を立て、特に営業時間外の連絡方法などは十分な検討が必要です。

　また、東日本大震災はまさに訪問中に起きました。訪問中に起きた時の対応方法や、スタッフの責任と身を守る術のルールを決めておくことが大事になります。

❸ 防災計画における位置づけの明確化

　前述のアンケート結果からもわかるように、災害対策マニュアルの準備状況は、2002 年の 13 % が 2008 年には 69 % に、2018 年には 72.4 % になり（p.11・**表 1-1** 参照）、訪問看護事業所の災害に関する準備や意識の向上がうかがわれます。

　一方、地域の「防災計画」の中には、訪問看護事業所は医療機関として位置づけられてはいません。つまり、災害発生時に、医療機関の連携網から漏れてしまい、訪問看護としての十分な災害看護活動をできない、または十分に力を発揮できないということになりかねません。日頃から、自治体や医師会、社会福祉協議

会、在宅介護事業団体等の関連団体との間で災害発生時に自治体がとる対応策と連携方法、そこにおける訪問看護事業所の役割や位置づけを把握・確認しておきましょう。訪問看護事業所を地域の防災計画の中にどのように位置づけるか、今後、関連機関との連携の中で整備していくことが必要です。

❹ 実情に合わせたマニュアルの整備と定期的なメンテナンス

2009（平成21）年1月にニューヨークのハドソン川に旅客機が不時着し、乗客、乗務員全員が無事救助され大惨事を免れた事件がありました。機長のサレンバーガー氏は川に沈む機体から全乗客を脱出させてから2回にわたり機内を見回り、最後に機外に出ました。その後、機長は関係者に「マニュアルどおり訓練したことをやっただけ。自慢も感動もない」と語りました。サレンバーガー機長の冷静沈着なリーダーシップと、マニュアルどおり行動しただけとの何気ない言葉の奥にあるものを、私たちもしっかり受け止めたいと思います。

それには、訪問看護事業所ごとに、それぞれの実情に合わせたマニュアルづくりが求められます。マニュアルづくりの視点としては、災害発生時の①組織と指揮系統、②災害情報の把握と連携、③スタッフの安否確認、④利用者の安否確認、⑤事業所における災害情報の管理、⑥医療ニーズの高い利用者への対応、⑦独居の高齢患者などの災害時アセスメントなどがあります。また、どの段階で在宅から移動するのかなど、環境リスクのアセスメントも必要です。

第4章には利用者の「情報共有シート」を、巻末には、訪問看護事業所向けの「災害対策マニュアル」様式例を掲載しました。事業所の形態や地域の実情に合わせてアレンジし、活用してください。また、介護サービス情報公表システムにも役立ててください。

❺ 訪問看護活動を実施するための心構え

災害時の訪問活動をスムースに行うためには、日頃からの訪問看護師自身の準備（心構え）が必要です。看護師の居住している地域が災害に遭えば、看護師自身も被災者となります。そのことをふまえ、日常的に家族間で、いざという時のために、防災対策について話し合い、行動できるようにしておくことが大切です。

自分自身を守ってこそ、災害時の訪問看護活動ができるのではないでしょうか。

引用・参考文献

・全国訪問看護事業協会：訪問看護事業所災害対応マニュアル：阪神・淡路大震災の経験を踏まえて（平成8年度厚生省老人保健事業推進費等補助金＜老人保健健康増進等事業＞）報告書. 全国訪問看護事業協会，2007.
・全国訪問看護事業協会：その時訪問看護事業所は「災害に立ち向かった看護師たちの記録」. 2012.
・訪問看護事業所が「連携」の要になる：「要配慮者」を見逃さない 訪問看護師ができる「災害時の支援」. コミュニティケア臨時増刊号. 2017；19（13）.

第 1 章　災害対策　総論

5 訪問看護事業所における災害時の事業継続計画

1　災害時の事業継続計画

❶ 事業継続計画（BCP）の概要

　大地震等の自然災害、感染症の蔓延、テロ等の事件、大事故、サプライチェーン（供給網）の途絶、突発的な経営環境の変化など不足の事態が発生しても、重要な事業を中断させない、または中断しても可能な限り短い期間で復旧させるための方針、体制、手順等を示した計画のことを、**事業継続計画**（business continuity plan：BCP）と呼んでいます[1]。

　訪問看護事業所と同じ医療にかかわる施設として、病院における災害時のBCPを例に考えてみましょう。BCPをうまく活用できた場合、病院機能を維持したうえで被災患者を含めた患者すべての診療や災害サイクルに応じた切れ目のない対応が可能となるだけでなく、病院の被災状況、地域における病院特性、地域でのニーズの変化にも対応できます。そのため、病院におけるBCPでは、機能の損失をできるだけ少なくしながら回復を早急に行い、継続的に被災患者の診察にあたれるようなBCPをつくる必要があります[2]。

❷ わが国における BCP の動向

　人的災害により甚大な被害を受けた企業では、BCPとその継続的活用（マネジメント）の有無が事故後の事業復旧に伴う経営状態に大きな影響を与えることがわかっており、2001（平成13）年アメリカの同時多発テロ以降、日本国内でも注目されるようになりました[3]。さらに、2011（平成23）年の東日本大震災による甚大な被害を契機に、企業・組織におけるBCP策定の必要性が日本経済の信頼性の確保のためにも重要とされ、内閣府により、「事業継続ガイドライン第三版」が提示されました。その結果、2017（平成29）年の内閣府の調査では、大企業の6割強、中小企業の3割強がBCP策定をしており、策定中を含めると大企業は8割強、中小企業でも5割弱がBCP策定に取り組んでいます[4]。

　一方、医療機関においては、2007（平成19）年に「医療情報システムの安全管理に関するガイドライン第2版」（厚生労働省）で、初めてBCPの概念が盛り込まれました[5]。当時はサイバーテロ対策としてのBCPであり、2009（平成21）年の内閣府の調査ではBCPを策定している医療機関は全体の5％でした。

15

そのため、2011 年の東日本大震災の教訓をもとに、「災害時における医療体制の充実強化について」という題目で、医療機関が被災することを想定した災害対策マニュアルの作成と BCP の作成に努めるよう、各医療機関に通達されました[6]。2013（平成 25）年の調査結果では、「BCP 策定済み・策定中」と回答した医療施設は、医療施設全体（n=648）の 17.4％と少なく[7]、同年には、「BCP の考え方に基づいた病院災害対応計画作成の手引き」が示されました。

このように、企業・組織や医療機関では、訪問看護事業所に先んじて BCP 策定がなされてきましたが、2020（令和 2）年 12 月に、「介護施設・事業所における自然災害発生時の事業継続計画ガイドライン」として、訪問看護事業所における BCP に関わるガイドラインが厚生労働省より示されました[8]。また、「感染症や災害が発生した場合であっても、利用者に必要なサービスが安定的・継続的に提供される体制を構築」する方策のため、厚生労働省令「指定居宅サービス等の事業の人員、設備及び運営に関する基準」（2021〔令和 3〕年 1 月）および「指定訪問看護の事業の人員及び運営に関する基準」（2022〔令和 4〕年 3 月）がそれぞれ改定され、感染症対策の強化と業務継続に向けた取組の強化として、BCP 策定や研修・訓練を実施することが義務付けられました。これらの取組は、経過措置期間（2024〔令和 6〕年 3 月末まで）が設けられていますが、訓練も含む内容であるため、早くから対応する必要があります。本書では、「資料Ⅴ」に BCP 策定の手順や BCP のひな形に関する情報[9]を紹介しています。

2　訪問看護事業所における災害時の BCP

❶ 訪問看護事業所における BCP と特性

訪問看護事業所では、災害時にできるだけ多くの利用者を支援できるよう、切れ目のないリソースの提供が必要とされています。さらに、災害サイクルに応じた地域の被災状況の変化や利用者のニーズの変化に対応でき、かつスタッフが中長期的に働き続けられるよう、訪問看護事業所の機能を維持できる BCP でなくてはなりません。そのため、災害対応期だけでなく、中長期的な視点で訪問看護事業所機能の回復を行いつつ、利用者の自立と継続的ケアが他機関との相互支援で可能となるような BCP が必要です。

❷ 訪問看護事業所と中小企業における BCP の比較

訪問看護事業所は大規模な医療機関とは性質が異なり、人員も 3 〜 5 名と少人数であることが多いため、多大な労力をかけずに取り組みやすい BCP とする必要があります。そこで、小規模の人数で運営されている中小企業における BCP や、都内の訪問看護事業所の BCP[10]ほかをもとに研究を行い、訪問看護事業所における災害時の BCP の策定に向けて検討しました[11]。**表 1-2** は、研究成果

表 1-2　訪問看護事業所における BCP 作成時のチェックリストの例

体制等	運営	地域防災計画について把握していますか
		事業所の周辺地域の脆弱性から、災害によって生じ得る問題を想定・把握していますか
		事業所の事業活動がどうなるかを検討し、BCP を策定していますか
		他の訪問看護事業所や医療機関・介護施設・行政等と、相互支援に関する対応計画・指針がありますか
		あなたの事業所のどの事業を優先的に継続・復旧するための対応計画・指針がありますか
	利用者	利用者に生じ得る問題を想定・把握していますか
		利用者の個別支援計画書を把握していますか
		利用者が継続的にサービスを受けられる体制を想定していますか
		利用者・家族が 3 日間以上、自立して生活できる仕組みを整えていますか
		契約書に災害時には訪問できない可能性があることを明記し、説明していますか
人的資源		スタッフの安全確保において生じ得る問題を想定・把握していますか
		スタッフの安全確保のための対応計画・指針がありますか
		スタッフ間の緊急連絡において生じ得る問題を想定・把握していますか
		スタッフ間での緊急連絡計画・指針がありますか
		管理者やスタッフの参集において生じ得る問題を想定・把握していますか
		管理者等の指揮する者と連絡がとれない場合の対応計画・指針がありますか
		スタッフの参集に関する対応計画・指針がありますか
		スタッフのシフト調整において生じ得る問題を想定・把握していますか
		スタッフのシフト調整に関する対応計画・指針がありますか
物的資源	モノ	移動手段の確保・手配において生じ得る問題・被害を想定・把握していますか
		移動手段の確保・手配に関する対応計画・指針がありますか
		連絡手段の確保・手配において生じ得る問題・被害を想定・把握していますか
		連絡手段の確保・手配に関する対応計画・指針がありますか
		衛生資器材の確保・手配において生じ得る問題・被害を想定・把握していますか
		衛生資器材の確保・手配に関する対応計画・指針がありますか
		事業所の建物に生じ得る被害・問題を想定・把握していますか
		事務所の建物が使用できない場合の対応計画・指針がありますか
		帰宅困難なスタッフ等が事務所で生活する可能性を想定していますか
		帰宅困難なスタッフ等が事務所で生活できるように生活備品を確保していますか
	金	資金の確保・手配において生じ得る問題・被害を想定・把握していますか
		1 週間または 1 カ月程度、事業を中断した際のキャッシュフローを把握していますか
		1 カ月分程度の事業運転資金に相当する額を把握していますか
		資金の確保・手配に関する対応計画・指針がありますか
		事業の再開に必要な保険に加入していますか
		緊急時のための事業資金の予備を確保していますか
		災害時の資金調達支援制度（補助金・助成金・融資制度等）を把握していますか
		利用者の移動・死亡などによる収入減の問題を想定していますか
		利用者の新たな顧客獲得に向けた取り組みに関する対応計画・指針がありますか
	情報	連絡先情報の保存・管理に関して生じ得る問題を想定・把握していますか
		連絡先情報の保存・管理に関する対応計画・指針がありますか
		スタッフ・利用者・連携先事業所・施設等の連絡先一覧のリストを作成していますか
		カルテに生じ得る問題を想定・把握していますか
		事業所以外の場所に利用者のカルテ情報のコピーまたはバックアップをしていますか
		カルテ等のシステムが使用できない場合の記録方法を決めていますか

（文献 11 より一部改変）

をさらに一般化したチェックリストです（活用の際は、地域特性を鑑みて災害時マニュアルを検討したり、事業所の特徴に応じた具体的な対応策を考えたりするなど、チェックリストの項目をもとにさまざまに活用してください）。

中小企業BCPと比べると、訪問看護BCPにおける「体制等」は「運営」だけでなく「利用者」で構成されており、利用者に関する災害時の想定や利用者・家族に対する平時の自立支援が重要であることがわかりました。また、中小企業BCPにおける「運営」では、「他の事業所」と「取引先」を対象としていましたが、訪問看護事業所BCPでは、「他の事業所」や「医療機関」「介護施設」「行政等」との災害時の相互支援に関する対応計画・指針が示され、相互支援先の多さと広さが浮き彫りになりました。

訪問看護BCPの目的は、「災害時にスタッフの安全を確保しつつ、利用者の生命・生活の維持を目指した看護サービスの提供を継続させ、訪問看護事業所を存続させる」ことです。訪問看護事業所は、療養者・家族にとってだけでなく、地域医療全体にとってもかけがえのない存在であり資源です。このチェックリストを用いて、災害時の自助を考えてみましょう。

引用文献

1）内閣府防災担当：事業継続ガイドライン第三版：あらゆる危機的事象を乗り越えるための戦略と対応. 平成25年8月. 2013. p.3. 内閣府ホームページより. <http://www.bousai.go.jp/kyoiku/kigyou/pdf/guideline03.pdf>

2）厚生労働省：BCPの考え方に基づいた病院災害対応計画作成の手引き. 平成25年3月. 2013. p.1（一部変更）. 厚生労働省ホームページより.
<https://www.mhlw.go.jp/file/06-Seisakujouhou-10800000-Iseikyoku/0000089048.pdf>

3）内閣府防災担当：事業継続ガイドライン第三版：あらゆる危機的事象を乗り越えるための戦略と対応. 解説書. 平成26年7月. 2014. p.6.

4）内閣府防災担当：平成29年度企業の事業継続及び防災の取組に関する実態調査. 平成30年3月. 2018. p.7. 内閣府ホームページより.
<http://www.bousai.go.jp/kyoiku/kigyou/pdf/h30_bcp_report.pdf>

5）厚生労働省：医療情報システムの安全管理に関するガイドライン. 第2版. 平成19年3月. 2007.

6）災害時における医療体制の充実強化について. 厚生労働省医政局長通知（医政発0321第2号）. 平成24年3月21日. 2012.

7）内閣府防災担当：特定分野における事業継続に関する実態調査. 平成25年8月. 2013. 内閣府ホームページより. <http://www.bousai.go.jp/kyoiku/kigyou/topics/pdf/jigyou_keizoku_03.pdf>

8）厚生労働省老健局：介護施設・事業所における自然災害発生時の事業継続計画ガイドライン. 令和2年12月. ,2020. 厚生労働省ホームページより. 〈https://www.mhlw.go.jp/content/12300000/000704787.pdf〉

9）一般社団法人全国訪問看護事業協会：自然災害発生時における業務継続計画（BCP）：訪問看護ステーション向け. 訪問看護事業所の質の確保に向けた自己評価を支援するために研究事業報告書. 令和3年3月. 2021.

10）ケアプロ訪問看護ステーション東京：ケアプロ株式会社在宅医療事業部BCP. 2018.

11）石田千絵，金坂宇将，岡田理沙，他：訪問看護事業所における災害時の事業継続計画（BCP）チェックリストの開発. 第8回日本在宅看護学会学術集会. 2018.

第 1 章　災害対策　総論

6 災害後のスタッフへの こころのケア

1　災害後の離職やPTSD・うつ状態の実態

❶ 災害後のヘルスケアに対する国連等の対応

　近年の災害発生規模の増大と頻度の増加によって、災害に対する防災・減災への対応は世界的な優先事項となっています。4つの優先行動、すなわち①災害リスクの理解、②災害リスク管理のための災害リスクガバナンスの強化、③レジリエンスのための災害リスク軽減への投資、④効果的な対応のための災害準備の強化と回復・復旧・復興に向けたより良い復興、が挙げられています。災害リスク軽減については、特に各国には具体的に行動していくことが求められています。

　また、WHOは災害後のヘルスマネジメントとしてアジア諸国の医療連携強化のARCH（ASEAN災害医療連携強化プロジェクト、ARCHプロジェクト：ASEAN Regional Capacity on Disaster Health Management Project）を展開しています。このARCHプロジェクトにより、各国のアジア諸国の災害時の連携が強化されていることが報告されています[1]。

❷ 災害後の健康状態の悪化に関する報告と予防策の現状

　一方、災害後の健康状態については、被災後1カ月前後で高血圧・糖尿病・循環器疾患・脳血管疾患などの慢性疾患が増加もしくは悪化すること、東日本大震災や熊本地震等の大規模災害後の慢性期には、外傷後ストレス障害（Post-Traumatic Stress Disorder：PTSD）・うつ病が7 ～ 12%発生し[2]、さらにPTSD・うつ病のために5大疾患（心疾患、脳血管疾患、悪性腫瘍、糖尿病、精神疾患）が悪化すること、加えて行政職や支援者等の休職、離職が増えることなども報告されています[3]。

　災害後の被災者兼支援者のうつ状態やPTSDについては、重村らは、①過重労働対策、②職務の目標設定、③生活ペースの維持、④自分の心身の反応に気づき、⑤気分転換を工夫すること、⑥一人でためないこと、⑦セルフケアが重要であることを述べています[4]。また、浅田らは、災害時のこころのケアとして、①サイコロジカルファーストエイド（Psycholigical First Aid：PFA）、②安心感と安全感の提供、③安定化の必要性について述べています[5]。しかしながらこれらのこころのケア対策は、どの時期にどの介入が必要なのか、またどのような介

19

入をすることが災害後の PTSD・うつ病を予防するのか、については明らかで
はありません。

❸ わが国における災害時の精神医療、体制

　日本では阪神淡路大災害後より、D-PAT（Disaster Psychiatric Assistance
Team）と呼ばれる災害後の精神医療を提供するチームがあり、避難所・仮設住
宅を中心とした精神医療を提供してきました。

　厚生労働省は集団災害後の D-PAT 育成に尽力を上げ、災害後のパニック、恐
怖、不安を減少させることを実施し、その成果もあげています。しかしながら、
被災者兼支援者に起こる離職、離職の原因となるうつ・PTSD 予防に対しての
予防介入プログラムとこれらを実施できる人材育成は不明確です。

❹ 予防介入プログラム・PAS セルフケアセラピィの構築

● 予防介入プログラム構築の経緯

　筆者らは、2016 年の熊本地震後、被災者かつ支援者の離職防止を目的とし、
離職の原因となるうつ状態、PTSD 予防介入として、セルフケアプログラムと
力動的集団精神療法を実施し、PAS セルフケアセラピィを臨床心理士（小谷英
文 PAS 心理教育研究所理事長）ならびに精神看護専門看護師（Certified Nurse
Specialist：CNS）とで構築しました。

　構築した予防介入プログラムに参加した対象者のうつ状態は、災害後、予防
介入プログラムを受けなかった対照群の看護職のうつ状態と変わらず、両群とも
カットオフポイントを超え、正常範囲を超える中等度うつ状態でした。しかし予
防介入プログラム参加群のうつ状態は 3 カ月まで改善し続け、さらに予防介入
プログラムに参加し続けた看護職と単発参加の看護職の間では、うつ状態、ここ
ろの状態、セルフケア、生活の満足度に差がみられており、参加群のほうの状態
の改善が有意にみられていました[6]。また、災害後のうつ状態には、予防介入プ
ログラム、健康状態、ストレスが有意に影響を与えていました。これらの結果か
ら、災害後の離職予防のために、被災者ならびに支援者の予防介入プログラムと
して、PAS セルフケアセラピィ（Psychoanalytic-Systems Theory Based Self-
Care Therapy：PAS-SCT）を構築しました。

● PAS-SCT とは

　PAS-SCT とは、看護師、看護管理者や高度実践看護師（Advanced Practice
Nurse：APN）によるオレム・アンダーウッドモデルのセルフケアプログラム看
護の力動的技法ですが、ただその当該患者のみに対応する単一技法ではありませ
ん。トラウマやうつを有する患者は、医師、看護師だけでなく、そのチームや家
族をも巻き込みます。APN は、直接に患者にかかわるだけでなく、チーム、病棟、
さらには事故対応などにおいて組織の長の決断にも関与します。すなわち、個人

だけでなく、病院・コミュニティ・家族などの集団や組織への介入を必要とすることもあります。必ずしもそれらの集団や組織への直接介入をする必要がない場合も、トラウマや行動化の激しい困難患者の行動予測などについて、その力動をそれら集団・組織力動から分析することがたびたび必要となります。

また、災害後もそうですが、トラウマやうつをもつ患者に対する看護職、高度実践看護師（APN）の支援は、病院やコミュニティ（地域）との間に展開することもあります。PAS-SCT は、患者個人への直接介入に加えて、集団や組織をも分析対象とする総合的介入技法です[7]。

災害後、被災者かつ支援者は災害に加え仕事・被災・家族のストレスが加わり続けるため、中長期にわたり燃えつき、うつ状態・PTSD へと発展し、離職・休職に至ります。PAS-SCT はこのような個人・組織の疲弊に対し介入できる予防介入プログラムです[8]。

PAS-SCT では、被災者かつ支援者の怒りの衝動や愛情に触れ、自分が求めている欲求を探し、それを普遍的セルフケア上のニーズとして食事や排せつ、活動と休息のバランス、孤独と人とのつきあい、治療や症状管理などを意図的に自分で展開していく、意図的過程を支援する介入です。個人だけではなく、同時に組織に対しても組織のリーダーシップやマネジメントが分散される災害後の組織の危機状況の中、力動的に理解し、管理者らのサポートを行い、リーダーシップを取り戻すことを可能にする介入技法です。

2　災害後のこころのケアの実際

❶災害後1週間
（看護職への支持的かかわり；支持的集団精神療法）

●恐怖感を共有し安全に話せる場をもつこと

災害直後、"被災者でありかつ支援者"である看護職は過覚醒で、起こった出来事を受け入れられない状況で、恐怖感を有しながら生活を送ります。不眠、過覚醒、過活動となり、一部損壊の病院の患者を受け入れ、医療のトリアージ、食事や医療に関する必要物資の病院内での搬送、また病院に到着できない看護師・働き続けている看護師に代わり、自主参集し、病院で仕事をし続けます。病院内に寝泊まりし、交代で仕事をしながら疲弊していきます。看護師たちは被災者であり支援者であり、食事や休養が不十分な厳しい環境で仕事を続けることになります。

そこで、恐怖や不安が強い時に、自分で自分を支えることができるようにサポートグループを実施することが必要になってきます。このグループを通して看護師たちは、自己の安全空間および落ち着きを取り戻し、過覚醒ではあるものの、自分自身を取り戻すことが可能となります。この時期、自分と外の環境との相互作

用（災害）で脅威が起こっていたため、人々といることで、恐怖感を共有し、絆を意識し、不安感を軽減することができます。

❷災害1、2カ月後〜6カ月

●自分で恐怖や不安に対応できるようサポートしていくこと

災害1カ月後、続く災害の脅威の環境でも、自分でこの恐怖や不安を取り扱うことができるよう、自我の能力を自分で最大限発揮できるよう支援し続けることが必要になります。上記のサポートグループ、支持的かかわり、安全安心な居場所の創出を通して、精神看護CNSや看護管理者がサポートグループを継続して実施したり、安心して話せる場で、恐怖感や不安感を共有し、起こった出来事、自分自身の対処の検討、安全感の共有が必要となります。そして、特に体験したこと（describe）、感情（expression）に焦点をあて、看護職が自分の体験と感情を切り離さないですむよう（切り離してしまうと今後PTSDへ移行してしまう）自我機能が作業できるよう介入していくことが重要になります[9]。

●衝動や欲求に触れながらセルフケアプログラム・PASセルフケアセラピィでセルフケアを促進すること

災害2カ月後、食事や水分など日常生活については少しずつ回復し、また道路や建物の整備などが始まりますが、災害後に仕事をし続けた看護職の意欲の低下、やり場のない怒りが見え始めます。この時期は、看護職のIES-Rは高値なため、精神看護CNSや看護管理者がスタッフとセルフケア促進のための個人面接を行うことが必要になります。セルフケア促進の個人面接（セルフケアプログラム、もしくはPASセルフケアセラピィと呼ぶ）では、災害後に加わり続ける仕事での怒りや悲しみの表出を促し、これらとのつきあい、被災に関する自分自身の反応の理解と仕事量の調整（災害後、災害の業務と通常業務とにより仕事量が増えていた）、仕事と家庭に費やす時間とのバランスの検討を行うことが重要です。

ここでは、看護職として仕事をしながらも、「看護職も被災者であるのに、看護職は支援されない」と怒りや悲しみを表現し、怒りの抑圧から解放されることが必要になります。また、身体状態、精神状態は災害後、不安定であるにもかかわらず、通常業務が再度開始されたため、災害処理に加え、仕事の量が増え、自分自身の身体とこころのコントロールが困難となり対応が必要です。

●仕事の量の調整を行い、仕事量・仕事のペースとセルフケアの再構築のバランスをとること

そこでセルフケア促進面接を通して、日々の優先順位、自分の災害後の反応の理解と反応に応じた自分自身の対応、仕事とのバランス、自分の中のセルフケアを促すことが必要になります。さらにこの時期は、集団を通してのサポート（支持的集団精神療法）も必要です。支持的集団精神療法では、抑うつ、気分の波、

災害前の通常の自分に戻らないいらだち、怒りを表現しながら、自分の愛情、生きることや生活すること、仕事をすることの意義について問い直し、災害後の新たな自分を作り出す新しいセルフケアの模索、自律的な自我機能を活性化し、PTSR（Post Traumatic Stress Response：PTSR、外傷後ストレス反応）・うつ状態に覆われることなく、精神の健康と看護職としての自分らしさを取り戻す契機となります。

　これらを通じて、看護職が自律的自我機能を取り戻し自己の安全空間を広げ、恐怖感・不安感を減少させ、自分と外の世界、自分と仕事との間の境界線を明確にし、自分の生きるエネルギーを確認していくことで、自我の自律的機能を回復させ、看護職としての自信、専門性を取り戻すことが可能になります。

❸ 災害6カ月以降
●うつ・PTSD予防のために仕事・生活全体を含むセルフケアの再構築を図ること、個人と集団への介入の必要性

　災害後の物理的復興は進み、さまざまな外からの支援も少なくなり、自分たちで生活・地域を再生することが必要になります。そして、物理的復興に伴いこれまで張り詰めていた緊張が低下し、災害後働き続けていたスタッフの意欲の低下が激しくなります。また、同時に災害を契機に忙しくなったため組織がまとまらなくなり、組織の中のリーダーシップも拡散し、そのため離職も増えていきます。

　したがって看護職は、この状況での自分の意欲の低下とどう向き合うか、怒りの発散とコントロール、自分・家族・職場での付き合い方、リーダーシップ、自分の衝動や欲求に触れながらセルフケアをどう展開するのか（PASセルフケアセラピィ）を考える時期になってきます。そして、PTSDやうつ状態悪化予防のためにセルフケアが必要であることに看護職も気づき始めます。したがって、PASセルフケアセラピィ、ならびに集団の中での安全感も獲得していくため力動的小集団精神療法も効果があります。

　力動的小集団精神療法では、災害と災害後の仕事、生活の変化に伴う疲労や苦しみ、悲しみに触れながら、グループを安全に話せる心的安全空間となるようにし、そしてグループの心的安全空間に基づきながら、自分の自我機能を起動させ、怒り・悲しみに触れながら怒り・悲しみを愛情に変え、また怒り・愛情のエネルギーを自分のエネルギーとして、意欲の低下や抑うつを見つめて認められるようにしていきます。

　さらに、災害を契機として起こってきた死への恐怖、また災害以外の自分のトラウマに触れ、表現しながら、災害後の生活上・仕事上の変化に伴う自分の戸惑い・不安・心配を表現します。そして他者の内容も聞きながら自分の今の状態を確認し、自分だけが恐怖感を体験しているわけではないこと、災害を契機に出てきたこれまでの仕事や生活上のトラウマとのつきあいを改めて確認し、自分のセ

ルフケア上のニーズを見直します。ニーズをもとに自分の仕事、生活、人との関係、生活の再構築を検討し、災害後に起こっている意欲の低下、恐怖や不安などを克服しながら、セルフケア行動ができるよう自分で自分のセルフケア能力を高めていきます。

　中長期支援において、個人のセルフケアへのかかわり、ならびに組織に対するサポートとリーダーシップの取り戻しは効果があります。

❹災害後の中長期支援
●災害を過去のことにせず、災害に伴う生活の変化や苦労、セルフケア・組織の再構築について常に話題にし、お互いにねぎらっていくこと

　災害は時間が経つとともに忘れられていきますが、当事者たちにとってはその土地や地域の再生の大事な時期です。また、自分自身の仕事（仕事量・仕事内容）、生活、家族のセルフケアの再構築が必要になります。そして、それは急には実施できません。個人や組織が災害後の回復の途上にあることを忘れないこと、セルフケアの再構築を実施し続けていかないとうつや離職につながることを心がけて、お互いが支援していくことが必要になります。

引用文献

1) Silapunt P: MDS Implementation in ASEAN Region under ARCH Project, Yje 14th Asia Pacific Conference on Disaster Medicine; 2018, p.100.
2) Frederic JS, Craig LK, Joseph PM: Hidden Impact. Jones & Bartlett Publishers; 2010.（フレデリック・J，・スタッダード・Jr，クレイグ・L・カッツ，ジョセフ・P・メリーノ，精神医学振興協会編：不測の衝撃：最新大災害メンタルヘルスケアガイド：危機介入に備えて知っておくべきこと．小谷英文監訳，東日本大震災支援合同チーム訳．金剛出版；2014.）
3) 宇佐美しおり：熊本地震での看護職に対するPTSR・うつ状態悪化防止及び離職予防プログラム．日本森田療法学会雑誌. 2018；29（1）：1-5.
4) 重村淳，金吉晴監修：災害救援者・支援者メンタルヘルスマニュアル．国立精神・神経医療研究センター精神保健研究所成人保健研究部；2011.
5) 朝田隆監修：災害時のこころのケア：心理支援，医療・福祉，生活支援：付属文書編．筑波大学附属病院精神神経科；2015.
6) 宇佐美しおり：PASセルフケアセラアピィ. PASセルフケアセラピィ看護学第1回設立記念大会；2018.
7) 小谷英文，宇佐美しおり編著：PASセルフケアセラピィ. PAS心理教育研究所出版部；2018.
8) 宇佐美しおり：災害における支援者のメンタルヘルス支援．日本災害看護学会第20回年次大会抄録集. 2018，p.79.
9) 宇佐美しおり：熊本災害への対応：精神看護CNSの立場から．集団精神療法. 2017；33（1）：61-65.

参考文献

・小谷英文：大災害トラウマ／PTSD対応集団精神療法：集団精神療法の進歩. 金剛出版；2014, p.283-310.
・小谷英文：危機介入の実践力動：第22回国際力動的心理療法学会抄録集. PAS心理教育研究所；2016, p.4-6.
・宇佐美しおり，増野園恵：被災者兼支援者のうつ/PTSD悪化予防介入プログラムの評価に関する研究. 日本看護科学学会誌. 2021；41：373-381.

第2章

災害対策と災害時の対応

第 2 章　災害対策と災害時の対応

1 災害に備えた事前対策

1　施設・設備の点検

❶施設

　訪問看護ステーションに求められるのは、「災害時にも利用者への訪問が継続できること」です。日頃から訪問看護ステーションの施設や設備・備品の耐震性をチェックし、災害に強い訪問看護ステーションにしておきましょう。

1）立地条件の把握

　訪問看護ステーションがどのような立地条件にあるのか調査し、災害が起きた場合にどのような被害が出ると考えられるか、あらかじめ想定し、万一の場合どのように対応するか検討しておきましょう。

●立地条件の把握ポイント

- ● 立地している地盤や建物の構造、非常通路、近隣周辺の環境や状況
- ● 地震災害の場合、海岸に近い地域では、津波が襲来する可能性
- ● 河川に囲まれた地域では、河川の氾濫・浸水・崖崩れ・液状化の可能性
- ● 木造住宅が密集する地域では、家屋の倒壊や火災などによる被害の可能性など

コラム　駐車場の立地

　熊本地震では、ステーションの駐車場に駐車していた公用車が隣接する建物の倒壊により使用できなくなりました。まず困ったのが、訪問時の移動手段です。もともと公共交通機関が充実していない地域は車が頼みの綱であり、小回りがきく軽自動車を公用車として利用しています。駐車場として安全な場所なのか、また、車両保険も災害時等を含めて契約しているかなど、補償の面からも併せて確認してみましょう。　　　　　　　　　　　　　　　　　（木村浩美）

2) 建物の耐震性のチェック

建築物の耐震基準は1950（昭和25）年に制定された建築基準法で定められ、のち1981（昭和56）年の改定で新耐震設計基準が定められ、更に2000年に改正があり、耐震性は強化されています。建物の耐震性については、専門家によるチェックを受けることも有効であり、自治体によっては建築相談窓口などが設けられており、耐震診断機関の紹介を受けることができます。

また、日頃から訪問看護ステーション内の避難通路を確認し、スタッフ全員が覚えておくことや、避難通路にある障害物を撤去しておくことも必要です。

❷ 設備、備品

1) 設備の定期点検

様式例 1

施設内にある防火設備が正常に作動するよう定期的に点検しておきます。主な

表2-1　設備・備品の点検内容

①設備の定期点検

消火設備	消火器
	スプリンクラー
	消火バケツ
警報設備	自動火災報知器
	ガス漏れ警報器
	漏電警報機
避難設備	非常口、防火扉
耐震計の作動	エレベーター
	ボイラー
感震自動遮断装置	冷・暖房器具等
避難経路	障害物撤去

②設備・備品の耐震性の点検

レイアウト	・背の高い設備や備品は壁際に置いている
物品の落下防止	・引き出し扉には止め金が付いている
	・棚は引き戸になっている
	・棚には落下防止策をとっている
棚などの固定	・書庫、薬剤庫等の棚は固定している
	・冷蔵庫は固定している
収納方法	・重量物の棚の下部に収納している

③危険物の点検

・プロパンガス、都市ガスには感震自動遮断装置を取り付ける
・石油ストーブには感震自動消火装置が付いている
・火用器具は振動で倒れないよう固定している
・火用器具の周囲に石油類、紙屑、カーテン、消毒薬など燃えやすいものは置いていない

ものとしては、消火設備（消火器・スプリンクラーなど）、警報設備、避難設備、耐震計、感震自動遮断装置などの点検が挙げられます（**表2-1・①**）。

様式例 2

2）設備・備品の耐震性の点検

地震災害に備え、施設内の設備・備品が地震によって倒れたり落ちたりしないように、レイアウト、落下防止対策、棚などの固定、収納方法などについて日頃から点検しておきます（**表2-1・②**）。

様式例 3

3）危険物の点検

施設内にある火気使用設備などの、火災や爆発の原因となり得る危険物を点検しておきます。建物の広さや人が多く集まる場所によっては、防火管理者の配置が義務づけられる場合があります（**表2-1・③**）。

様式例 4

❸ライフライン

ライフライン途絶時に対応するためには、事前に電気・水・ガスについて十分な準備をしておきます。特に水については日頃から、ペットボトルなどで3日分を目安に飲料水をしっかり備蓄しておくことが必要です。

様式例 5

❹通信機器

大規模災害で通信機器が使用できなくなることを念頭に、複数の通信手段をもっておくようにします。各ステーションに携帯電話を複数台保有することが望ましいですが、携帯電話は数の確保だけではなく、バッテリーの容量を大きくしたものを常に充電しておくことも大切です。加えて、モバイルバッテリーや電池の予備の確保と使用できるかの確認もしておきましょう。

さらに、災害時の連絡手段として、NTT災害用伝言ダイヤル（171）および災害用伝言板（web171）やLINEの使い方を知っておくことも必要です（→ p.40）。何も使えなくなる可能性もあるので、ケースバイケースで使用できるようにしましょう。

様式例 5

❺情報収集手段

周辺地域の正確な情報を素早くつかむことが重要であり、ラジオは欠かせない情報収集の手段です。携帯ラジオを用意すると同時に使用方法の確認、日頃からの点検も行っておきます。車のカーラジオの点検も行っておくとよいでしょう。

様式例 5

❻交通手段

訪問に使用する交通手段は、地域やステーションによってさまざまです。それぞれの実状に合わせ、車両の点検および路線図の確認などを日頃から行っておく

ことが必要です。交通網が遮断・分断されたり、交通渋滞で車が使えない時のため、バイクや自転車などを用意しておき、日頃から点検・活用しておくことも必要です。また、訪問看護ステーションに入れない場合のために、バイクや自転車のスペアキーの保管場所を決めておきます。さらに広域避難地図も入手し利用者の最寄りの避難所を把握しておきましょう。

様式例 6

❼備蓄品

　常時、災害時に対応できる非常用品、訪問看護・救急医療用品およびスタッフの食料などを備蓄し、使用期限を管理する必要があります。備蓄には場所が必要となるため、通常の訪問看護に必要な物品は、1週間分を目安にステーションに置き、在庫数や使用期限の確認・管理を行い、無駄な在庫を抱えないようにします。非常用品などの個数については、ステーションの利用者数などの規模により決めましょう。なお、衛生材料類は卸業者や薬局と災害時の協定を結んでおくことも考えられます。

＜作成例＞

□看護用品

		保管場所 [					]
		次回予定	○ / 6 / 15		○ / 9 / 5		/ /
		実施日	○ / 6 / 15		/ /		/ /
	物品	個数・期限等	サイン	個数・期限等	サイン	個数・期限等	サイン
訪問看護セット	血圧計	5	山田				
	体温計	5	山田				
	聴診器	5	山田				
	ペンライト	5	山田				
	パルスオキシメーター	3	山田				
	未滅菌ゴム手袋		山田				
	グリセリン浣腸		山田				
	ディスポーザブルエプロン		山田				
	マスク		山田				
処置セット	滅菌処置セット	5	山田				
	サージカルテープ類	5	山田				
	消毒液	5	山田				
	ハサミ	5	山田				
	包帯	5	山田				
	滅菌ガーゼ	5	山田				
	創傷被覆剤＊		山田				
	フィルム材＊		山田				
包	包帯	5	山田				
	三角巾または四角巾		山田				

様式例 7　❽災害時連絡先リスト

　災害時には外部との連絡・情報収集が重要となるため、連絡先リストを作成しておきます。

＜作成例＞

7 災害時連絡先リスト

連絡先	電話番号（固定・携帯）	備考
消防署・救急車	119	
警察署	110	
災害用伝言ダイヤル	171	
災害拠点病院　　　市民病院	○○○－△△△△	
災害拠点病院　　　赤十字	○○○－△△△△	
地区医師会	○○○－△△△△	
役所	○○○－△△△△	
公民館	○○○－△△△△	
保健所	○○○－△△△△	
ガス会社	○○○－△△△△	
電力会社	○○○－△△△△	
水道局	○○○－△△△△	
電話局	○○○－△△△△	
地域包括支援センター	○○○－△△△△	
居宅介護支援事業所　あおば	○○○－△△△△	
わかば	○○○－△△△△	
近隣訪問看護ステーション		
ひまわり	○○○－△△△△	
たんぽぽ	○○○－△△△△	
医療機器メンテナンス会社		
○○酸素	○○○－△△△△	
○○電子機器	○○○－△△△△	
（移送協力先）		
（物品調達協力先）		
その他		

30

2　ステーションの体制整備

❶ スタッフ間の連絡・報告

様式例 8

1）緊急連絡先リストおよび緊急連絡網の作成

スタッフの緊急連絡先リストを作成し、緊急連絡網として活用します。災害時に備え、複数の連絡先を確認しておきます。このリストは、スタッフ全員が自宅にも置いておきます。災害時には携帯電話がつながりにくくなるため、携帯メールアドレスを事前に登録したり、SNS や LINE の活用も効果的でしょう。

● **連絡網は、ステーションに近い順番で作成**

緊急連絡網の上部に位置するスタッフは、必ず携帯電話などの通信手段をもっておきます。また、管理者が不在の場合に備え、あらかじめ第2、第3の代行者を決めておきます。

＜作成例＞

8 スタッフの緊急連絡先および緊急連絡網

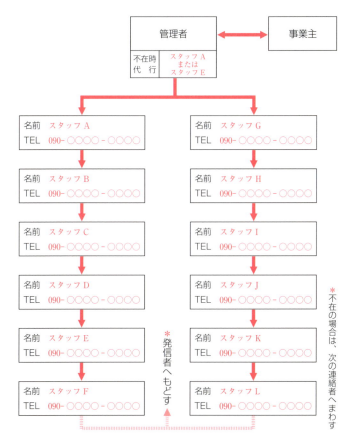

※ステーションに近い順番で連絡網を作る。
※災害担当者・管理者により、定期的（年に1〜2回）に連絡訓練を行う。

●通勤可能なスタッフの把握

　徒歩やバイクなどで通勤が可能なスタッフを把握しておきます。スタッフ同士で、それぞれのスタッフの住居がどのあたりの地域に位置するか、住居の周辺地域の状況なども含めて地図で確認しておきます。

　スタッフ間でも安否を訪問看護ステーションに伝えるよう、取り決めをしておくとよいでしょう。この場合も、携帯電話や携帯メール、LINEの活用が効果的です。無事の確認がとれ、出勤可能なスタッフには、管理者が出勤の指示を出すようにしましょう。

　また、スタッフ自から連絡はとれないが、ステーションに出勤可能な場合も想定し、災害の種類によって出勤するかどうかの判断基準を作っておく必要があります。

❷ 指揮命令系統
1）災害発生時フローチャートの作成

　災害発生時には、まず、スタッフと利用者の安全確保、指揮命令者の決定、被害状況の把握を行い、訪問看護が継続できるか判断します（図2-1）。

　訪問看護を継続する場合、スタッフ全員がどのような流れで対応すべきなのかを確認しておくために、災害発生時フローチャートを作成します。災害発生が「営業時間内」の場合と「営業時間外・休日」の場合とでは対応方法が異なるため、2つのパターンについて作成します。

図2-1　災害発生時の流れ

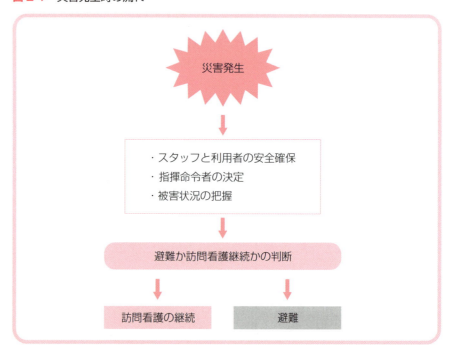

●災害発生時フローチャート（直後〜1、2日後）の例

災害発生24時間以内

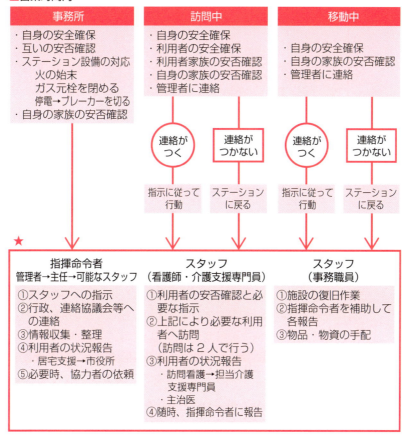

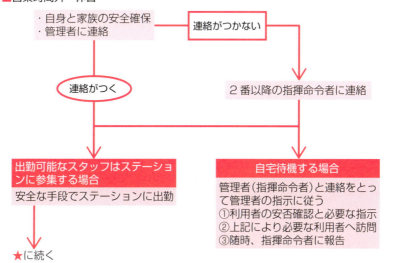

災害発生 24 時間以後の営業時間

指揮命令者 管理者→主任→可能なスタッフ	スタッフ （看護師・介護支援専門員）	スタッフ （事務職員）
①スタッフへの指示 ②行政、連絡協議会等への連絡 ③情報収集・整理 ④利用者の状況報告 　・居宅支援→関係機関 ⑤必要時、協力者の依頼 ⑥職員の健康管理	①利用者の安否確認と必要な指示 ②必要な訪問と援助 　（訪問は 2 人で行う） ③利用者の状況報告 　・訪問看護→担当介護支援専門員 　・主治医 ④入所、入院等の調整 ⑤施設の復旧作業 ⑥必要な応援	①施設の復旧作業 ②指揮命令者を補助して各報告 ③必要な事務業務 ④物品・物資の手配

＊各スタッフの被災状況や家族状況に配慮する

様式例 10
様式例 11

2）災害発生時指揮系統の決定／役割分担

　災害時において、情報が正確に伝達されるよう指揮系統を決めておきます、ただし、指揮命令者が活動不能の場合を考え、第 2、第 3 候補の指揮命令者を決めておきます。誰が指揮命令者（管理者代行）になっても動けるように、連絡網の確認と動き方の訓練や話し合いを定期的に行うことが必要です。

　活動可能なスタッフの役割分担については、災害の程度や被災状況などにより異なるため、事前に決めておくことは難しいものの、災害時の役割分担をスムーズに行えるよう、フローチャートに従い、**表 2-2** のような役割があることをスタッフ一同で確認しておく必要があります。

表 2-2　災害発生時　スタッフの役割分担の内容例

①全体の指揮命令

②スタッフの安否確認（スタッフが分担して担当）

③利用者の安否確認

④近隣ステーションとの情報交換

⑤事業所の被害状況確認・復旧作業

⑥主治医との連携

⑦他機関との連携

⑧情報収集、情報整理・開示

⑨利用者への訪問

⑩外部協力者の受け入れ

<作成例>

10 災害発生時の指揮系統および役割分担

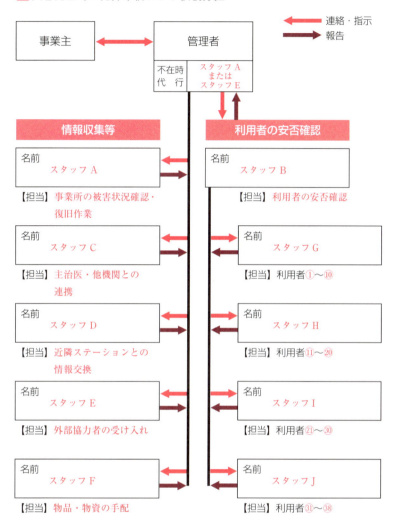

3）応援ボランティアの活用

　大震災では、他地域からの応援ボランティアが市町村や関係団体を通じてステーションに派遣されますが、**表2-3**のような、応援を受ける側の困難さも報告されています。

　応援ボランティアが看護専門職の場合でも、直接訪問看護を依頼することは難しい点があります。効果的に応援を受けるためには、応援ボランティアに依頼しやすい作業内容をあらかじめステーションで検討しておき、いざという時に備えておきます。

　たとえば、ステーション内部の整理や衛生材料の用意、2人で訪問する際の同行、水汲みや援助物資の配給所への受け取り、避難所や利用者宅へ援助物資を届

表2-3　応援を受ける側の困難さの報告例

・建物の崩壊などにより地図が役に立たないため、利用者宅まで1人で訪問してもらうことができず、結局ステーションスタッフが同行せざるを得なかった。
・突然利用者宅に訪問してもらっても、利用者の心身状況が理解できていないため、必要なケアを提供してもらうのが難しかった。

けるなどの作業があります。

❸ スタッフ・応援ボランティアの安全管理

1）保険の確認

　被災した家に訪問する時は、家屋の倒壊や訪問途中の道路などでけがをする危険性が高くなります。このため、スタッフには、傷害補償として、訪問時の二次災害などに労働災害保険が適用されます。傷害保険に加入していれば、それも利用することができます。

　また、応援ボランティアは、被災地での慣れない仕事に従事することになり、ステーションスタッフに比べて事故に遭う可能性も高いため、民間のボランティア保険などへ加入してもらうことが必要です。他の訪問看護ステーションから業務で来た応援ボランティアについては、自分の所属するステーションの労働災害保険が適用されます。

2）緊急車両マークの交付とスタッフの身分証明

　災害時には交通事情が悪くなり、一般車両通行止めなどになる道路も多いため、訪問看護ステーションのスタッフが利用者宅に車で訪問できなくなる場合もあります。このため、所轄の警察署と話し合い、緊急車両マークの交付をあらかじめ受けておくことや、訪問看護ステーションのスタッフであることがわかる身分証

コラム　学生の応援ボランティア

　応援ボランティアの確保については、市町村や社会福祉協議会が中心になって受付や派遣を行いますが、"タイムリーにいち早く"という急場の支援として、在宅看護実習の依頼を受けている大学に、家屋内の片付けボランティアを要請しました（「第4章　被災体験をもとに」参照）。

　災害も含めて、緊急時に訪問看護師はどのように対応しているのかを学生に体験してもらう機会にもなりました。学生だけで単独に派遣することはないので、看護学校や大学と「災害時のボランティア連携」について事前に話し合っておくことは必要だと感じます。　（木村浩美）

明書（訪問看護ステーション名、顔写真入り）を作成しておき、日頃から携帯するようにしましょう（名刺や名前カードなども有効）。

3）災害時の対応について重要事項説明書に記載

災害時はステーション自体の機能を継続することが困難になります。災害時の対応について、あらかじめ重要事項説明書に記載しておき、事前に利用者に「通常通りサービスが提供できないこと」や「スタッフの安全が確保できてから訪問する」旨を説明し、同意を得ておくとよいでしょう。

❹利用者への連絡・訪問

1）利用者の連絡先リスト（安否確認表）

様式例 12

災害時には、利用者が避難所や親戚宅に避難したり、病院に搬送されることもあるため、利用者の居所を確認するのは非常に困難になります。このため、被災していない遠方の親戚などへの安否確認が必要になることを想定し、これらの方を含む3件以上の連絡先(携帯電話番号も)を事前に確認しておく必要があります。

また、災害時に備え、台帳などを用いて安否確認表を作成し、主治医、ケアマネジャー、担当スタッフ、医療機器の種類（医療機器担当者）を記入しておくとよいでしょう。内容は定期的に更新しておくことが必要です。さらに、利用者重症度や緊急度の高い状態がひと目で把握できるように、優先度をつけておくとよいでしょう。優先度の設定にあたり、事業所で判定基準と必要とされる項目を検討しておきましょう（表2-4）。

表2-4　優先度の判定基準（例）

＜例１＞

優先度	日常生活自立度	要介護度	管理状況
A	B〜C	・4〜5 ・認知症あり （判断ができない）	呼吸器・HOT・吸引など 医療処置（1日数回以上）あり
B	A〜C	・1〜3 ・認知症あり	医療処置あり（1日1回程度）
C	J	・1 ・認知症なし	医療処置なし

＊独居、日中独居、常時介護者がいるなども判定基準に網羅されること

＜例２＞

優先度	利用者の状況
A	医療機器を使用、介護力の低い利用者
B	A以外の医療機器使用の利用者
C	精神疾患、認知症、独居、介護力の低い利用者
D	上記に属さない利用者

12 安否確認表

<作成例>

災害発生日：

優先度	氏名	安否確認 確認日	安否確認 状況	場所	避難場所	医療機器	備考	電話番号 住所	主治医	ケアマネジャー	備考	月/日	場所	状況	月/日	場所	状況
C	山田太郎		生存・死亡・負傷 その他（ ）	自宅 入院 入所		バウチ	△△株会社 Tel ●●-■■■	TEL ○○丁目1-5	TEL ●●■-■D	TEL ●●■-■F							
B	田中花子		生存・死亡・負傷 その他（ ）	自宅 入院 入所		気管カニューレ		TEL ○○丁目5-3	TEL ●●■-■E	TEL ●●■-■G	月曜日は家族不在						
C	吉川美子		生存・死亡・負傷 その他（ ）	自宅 入院 入所		胃ろう		TEL ○○丁目19-1	TEL ●●■-■D	TEL ●●■-■F							
A	谷本定男		生存・死亡・負傷 その他（ ）	自宅 入院 入所		呼吸器	○○会社 Tel ●●-■■■	TEL ○○丁目3-2	TEL ●●■-■E	TEL ●●■-■H	第2週 ショートステイ						
C	鈴木月子		生存・死亡・負傷 その他（ ）	自宅 入院 入所		インスリン		TEL ○○丁目5-1	TEL ●●■-■E	TEL ●●■-■H	独居						
			生存・死亡・負傷 その他（ ）	自宅 入院 入所					TEL	TEL							
			生存・死亡・負傷 その他（ ）	自宅 入院 入所					TEL	TEL							
			生存・死亡・負傷 その他（ ）	自宅 入院 入所					TEL	TEL							
			生存・死亡・負傷 その他（ ）	自宅 入院 入所					TEL	TEL							
			生存・死亡・負傷 その他（ ）	自宅 入院 入所					TEL	TEL							
			生存・死亡・負傷 その他（ ）	自宅 入院 入所					TEL	TEL							
			生存・死亡・負傷 その他（ ）	自宅 入院 入所					TEL	TEL							
			生存・死亡・負傷 その他（ ）	自宅 入院 入所					TEL	TEL							
			生存・死亡・負傷 その他（ ）	自宅 入院 入所					TEL	TEL							
			生存・死亡・負傷 その他（ ）	自宅 入院 入所					TEL	TEL							
			生存・死亡・負傷 その他（ ）	自宅 入院 入所					TEL	TEL							

2）利用者情報

　ほとんどのステーションが利用者名簿や利用者台帳類の利用者情報などをコンピュータ管理していると思います。日頃からデータのバックアップをとることが必要です。万が一に備え、データを紙に打ち出して保管したり、クラウド型のシステムを利用して、情報を保管するのも一つの方法です。いずれの場合も、個人情報の取り扱いに注意が必要です。

3）利用者宅の周辺地図の作成

　災害時の訪問看護実施はもちろんですが、応援ボランティアに訪問を依頼する場合や他機関との連携のためにも、利用者宅および地域の避難所をわかりやすく示した地域全域の地図を作成し、ステーションの壁に貼って日頃から活用することが必要です。

様式例 9

❸　スタッフへの防災教育・訓練

　災害発生時には誰もが急激な環境変化のため異常な心理状態となり、通常できることができなくなることが考えられます。このため、日頃から防災対策の必要性や役割分担などについて話し合い、スタッフ一人ひとりがそれぞれの立場で冷静に行動できるよう、防災教育・訓練を定期的に実施し、防災の意識を高め、役割を共有化することが大切です。（詳細は、「第3章　災害対策マニュアルの作成とスタッフの教育・訓練」参照）

　また、ステーションに**表 2-5**のような防災の心得や災害用伝言ダイヤルの利用方法などを貼り、日頃から読み合わせをしましょう。

コラム　優先度がひと目でわかる工夫

　優先度判定基準を参考に判定し、「カルテファイル」の背表紙に赤（優先度が非常に高い）、黄（優先度が中程度）、白（優先度が低い）のシールを貼り、優先度がはっきりわかるようにしておくと便利です。

　また、利用者の「安否確認名簿一覧」にも優先度の項目を設けて、赤、黄、白で色分けし、ひと目で優先度がわかるようにしています。

　毎月、カンファレンス時に優先度の変更がないか確認し、シールの張り替え、名簿の修正を行っています。

（黒田たまき）

表2-5　防災の掲示例（仮）

観測情報・注意情報が出された時
・出口、避難経路を再確認し、障害物を取り除く
・非常持ち出し品を確認
・不安を取り除くように声をかける
・正しい情報を確認

災害用伝言ダイヤル（171）の利用方法
　「災害用伝言ダイヤル」は、大規模な災害が起きた時、被災地の人たちとメッセージのやりとりをできる「声の伝言板」です。
　一般電話、公衆電話、携帯電話、PHSなどから「171」をダイヤルし、その後に流れる案内に従って利用してください。
　なお、メッセージの録音・再生は、被災地の人たちの自宅の電話番号や、携帯電話・PHS・IP電話などを使って行います。
※体験利用提供日 毎月1日、15日0:00～24:00

伝言を録音する場合
①「171」をダイヤル
　↓
②「1」をダイヤル
　↓
③被災者の自宅の電話番号を
市外局番からダイヤル
　↓
④30秒以内でメッセージを録音

伝言を再生する場合
①「171」をダイヤル
　↓
②「2」をダイヤル
　↓
③被災者の自宅の電話番号を
市外局番からダイヤル
　↓
④相手で残したメッセージが流される

（「浜松市災害時要援護者防災行動マニュアル」「静岡地震防災マニュアル浜松版」より改変）

3　利用者への災害事前対策・教育

　医療機関とは異なり、利用者は自宅で生活しているため、災害時に訪問看護師がすぐに訪問して誘導することは困難です。訪問看護師が訪問できなくても家族でケアが継続できるよう、災害に備えた事前対策を検討することが必要です。事前対策として、3日間は、利用者・家族だけで生活ができることを目標に、日頃からの本人・家族のセルフケア能力向上に向けたサポート、持ち出し物品等の準備の意識づけ・確認を行っておくことも大切です。

さらに、医療依存度の高い利用者などへの事前対策や教育は、より重要になります。個別の準備、対応について訪問看護師が随時確認作業を行うことで、利用者・家族の災害対策への意識が高まります。

第4章の「安心カード」（→ p.94）や「医療ケアシート」、「チェックリスト」を事前に作成し、災害の事前準備意識を高めるとともに、災害時の多機関との情報共有ツールとしても活用できるようにしておきましょう。また、「日頃からの備えのチェックリスト」（→ p.89）を定期的に確認することで、日頃の準備、災害時の対応がよりイメージしやすくなると考えられます。利用者・家族への教育的かかわりとしても活用しましょう。

4　他機関との連携・情報収集

災害時に訪問看護ステーションが孤立しないよう、日頃から他機関との連携を十分図っておくことが必要です。地域の連絡協議会内で連携の内容や方法を明確にし、特に災害時における連携協定を結んでおくことが重要です。

❶地域防災計画

地域防災計画に記載された避難所、救護所などの設置場所を地図で確認しておき、利用者にも周辺の避難所などを知らせておく必要があります。

また、地域の住宅や道路情報を把握し、災害時にはどのような被害が発生するかを予測しておくことも重要です。

さらに、訪問看護ステーションが災害時に孤立しない、地域との災害対策ネットワークづくりを行い、災害時に物資の供給や応援ボランティアの派遣などを速やかに受けられるようにしておくことが必要です。

同様に、地域の行政・医療・福祉施設・他の事業所などの連絡先リストを作成しておく必要があります。特に、地域防災計画の中で災害時の情報拠点となっている行政機関などの連絡先を把握しておきましょう。

❷主治医・地域医師会との連携

災害時には、利用者の病状変化や必要なケアの変化などにより、主治医と連絡を取る必要があるため、主治医の連絡先を複数確認しておくことが必要です。しかし、主治医が被災し避難している場合など、どうしても主治医と連絡がとれない場合もあります。このような時は、地域医師会と連携しながら、主治医へ連絡を取ったり、他の医師から指示をもらうことが必要になります。このため、日頃から地域医師会との連携を図っておく必要があります。

❸行政ならびに他機関との連携

　地域防災計画の中で訪問看護ステーションの位置づけがなされていない場合が多く見受けられます。行政やその他の機関と連携して活動することができずに、孤立してしまうことがあります。

　都道府県・市町村が設置する防災会議には、医師会など医療関係団体、医療機関、消防機関、水道・電気・ガス・電話などのライフライン事業者、住民団体などのさまざまな関係機関が参加し、地域防災計画の災害医療に関連する部分を検討しています。災害時に、訪問看護ステーションが他機関と連携して対応できるよう、近隣の訪問看護ステーションや介護保険関連事業所との連携、各地区の訪問看護ステーション連絡協議会等内において相互に助け合うこと、連絡協議会等の代表者が市町村の防災会議に出席することが重要です。

　また、一つひとつのステーションの力は弱いので、連絡協議会等の組織として行政に働きかけていくことが大切です。行政と「災害時の訪問看護活動についての協定」を結ぶなどして、災害時の行政との連携内容・方法などを明確にし、以下のような支援を受けられるようにしておく必要があります。

1）情報収集

　災害時に行政の情報の集積機関となる地域防災センターから、地域の被災状況などについて情報を得られるよう、事前に打ち合わせしておきます。行政からの地域防災メールを確認し、情報収集に心がけましょう。

2）救援物資の供給

　行政に集まる救援物資をステーションに供給してもらえるよう、協定を結んでおき、災害時の連絡先や調達方法などについて取り決めをしておきます。

3）医療品などの供給

　行政による医薬品・医療器材などの備蓄状況を把握しておきます。それら備蓄医薬品などについてステーションが早期使用できるように行政と協定を結び、災害時の連絡先や調達方法などについて取り決めをしておきます。

4）応援ボランティアの確保

　行政に集まる応援ボランティアのうち看護師など専門職をステーションにも派遣してもらうなど、災害時の応援ボランティア要請方法などについても取り決めをしておきます。

❹医療機関・関連施設などとの連携

　地域の医療機関や関連施設などと、災害時の連携についてあらかじめ協定を結

ぶなどの工夫をし、利用者の入院や入居（入所）について協力してもらえるようにします。

医療機関併設型のステーションでは、衛生材料などを医療機関から分けてもらえるようにしておくことも必要です。また、医療機関の救急患者対応にステーションスタッフも追われてしまうことが考えられます。BCP*のもと、訪問看護ステーションは本来の業務を遂行するために、関連医療機関との災害時の関係を明確にし、訪問看護の活動を優先することなどを話し合っておく必要があります。

* 「第1章5節」
参照

❺ その他の連携

広域的な訪問看護ステーション同士の連絡会をつくり、災害時にはお互いに協力できるように支援体制を整えておきます（連絡網の作成、被災状況や困りごとの発信、可能な支援の発信方法、等）。

薬局や医薬品メーカー、卸業者などとも協定を締結し、衛生材料などの供給を受けられる体制を整えておくことも必要です。

さらに、日頃から地域独自の防災活動に積極的に参加し、交流を大切にします。

第 2 章　災害対策と災害時の対応

2 災害発生時の対応 （直後〜72時間）

1 災害の正確な情報把握

　災害が発生した場合は、現状の把握と迅速な情報収集を行い、今後予測される事態を視野に入れた分析が必要です。

❶ 情報収集

　大規模災害が発生した場合は、停電などによりテレビ、ラジオなどからの情報入手が困難になります。また電話などの通信網も途絶えることが予測され、周辺地域で何が起こったのかさえすぐには把握できない場合があります。このような場合にも、市町村災害対策本部、消防署、公民館、近隣の訪問看護ステーション、介護保険サービス事業所などと連絡をとり、正確な情報を入手します。交通網の状況、ライフラインの状況、避難勧告地域、避難場所、支援物資の配給場所などの情報を得て、訪問看護ステーションとしての対応を考えます。

❷ 二次災害の防止

　災害発生時には、二次災害防止の観点からも、災害の種類および地域の被災状況などをさまざまな方法で的確に把握したうえで、迅速に行動することが求められます。

2 ステーション機能の確保

　災害発生時に訪問看護を継続するために、①人員、②訪問看護の備品、③移動手段の確保に努めます。営業時間内および時間外・休日のフローチャート（→p.33）に従い、適切に行動します。

　大規模災害の発生により、施設が半壊もしくは全壊し、訪問看護ステーション機能が完全に停止した場合は、市町村災害対策本部などに支援を要請します。そのためには、近隣の訪問看護ステーションの所在地のマップ、地域の保健医療福祉機関のマップを作成しておくと便利です。

❶訪問看護ステーションの施設・設備の確認

様式例 14

災害発生時には、ガスなど火気器具の火元確認や危険物の安全を確かめるとともに、建物設備の点検、破損状況の確認を行います。建物の破損状況などは写真にとって保存しておくことが大切です。のちに保険会社などに提出する資料として活用できます。建物が全壊した場合は、地域の避難場所の一部を借用するなど行政との連携が必要です。点検をする際には漏電や備品などが倒れてくる危険性があるので十分注意をしなければなりません。

1）ガス

ガス漏れに注意します。少しでもガス臭がする場合は、窓や戸を開けて空気の入れ替えを行い、元栓を閉めます。屋外配管からのガス漏れの場合は、ガス会社へ連絡し、処理を依頼します。緊急時は連絡がつかないことも予測されます。

ガスの供給が再開されるまで、ガスの元栓は閉めておきます。

様式例 15

2）電気

阪神・淡路大震災など過去の大震災では、電気の復旧により供給が再開された際、住宅の損壊で配線が延びきっていたことなどによる漏電やショート、スイッチを入れたままの暖房器具などから「通電火災」が多発したといわれています。停電した場合、電気器具はすべてコンセントから抜き、ブレーカーを切る必要があります。また、浸水した電気器具

14 災害発生時 事業所の被害状況 確認書

事業所名
報告者
報告年月日

			修理依頼日	サイン	修理完了日	サイン	備考
電気	停電	有・無					
	照明器具破損	有・無					
	ブレーカー	可・否					
上水道	断水	有・無					
	濁り	有・無					
	水漏れ	有・無					
下水道	排水	有・無					
	天井漏れ	有・無					
	床漏れ	有・無					
ガス	漏れ	有・無					
	元栓締め	可・否					
室内の損傷	天井	有・無					
	床	有・無					
	壁	有・無					
	窓ガラス	有・無					

15 災害発生時 通信機器等の利用可能状況 確認書

		利用の不可	修理依頼日	サイン	修理完了日	サイン	備考
電話・FAX	通常電話回線	可・不可					
	災害時優先回線 *	可・不可					
	携帯電話（端末）	可・不可					
	FAX 回線	可・不可					
ラジオ・テレビ	テレビ	可・不可					
	ラジオ・携帯テレビ	可・不可					
	携帯ラジオ	可・不可					
	カーラジオ	可・不可					
パソコン	インターネット通信	可・不可					
	パソコン作動	可・不可					
	利用者情報	可・不可					
乗り物	公共交通機関	可・不可					
	車	可・不可					
	バイク	可・不可					
	自転車	可・不可					
		利用の不可	復旧日	サイン			備考
道路事情	国道○号	可・不可					
	県道○号	可・不可					
その他							

* 災害優先回線：電気通信事業法施行規則第56条で規定された「災害救助機関」に該当する機関に認められた災害時の優先電話で、送信のみ優先されます。電気通信事業者との協議により定められるため、NTT各支店に問い合わせる必要があります。

第2章

2 災害発生時の対応（直後〜72時間）

45

は使用しないことを原則とし、業者による点検が終了してから使用します。

3) パソコン

パソコンなどで利用者の情報を管理している場合は、パソコンの作動とインターネット通信の確認をします。水害では、サーバーを床に置いておくと、浸水して使用できなくなることがあります。事前に机や戸棚に置くようにし、金具などで倒れないよう固定しておきましょう。

4) 水の確保

災害発生時には断水することが多くあります。飲料水の確保、トイレ用水の確保などに努めなければなりません。

独自の給水方式をもたない場合は、給水車などにより水を確保します。飲料水として1人1日3Lは必要であり、バケツ、ポリタンク、ペットボトルにより水を確保します。

様式例 10

❷ スタッフの確保

スタッフは、災害発生時フローチャートやステーション内の取り決めに従い、速やかに管理者やステーションに連絡を入れ、自らの安否を伝えるようにします。参集できたスタッフは、役割分担に従い活動します。

様式例 16

❸ 訪問看護の持参品と救急医療用品の確保

看護用品や救急医療用品については、ステーション内に備蓄してある物の使用可能状況を調べ、使用できるものを1カ所に集めます。必要な医薬品の支給は行政と連携し、要請します。衛生材料の支給は、関連医療機関などに依頼します。

❹ 乗り物の確保

大規模災害時には、道路の寸断、家屋の崩壊などで自動車の走行ができなくなったり、渋滞で身動きができなくなったりするため、自転車などの乗り物を確保します。訪問の際には、家屋の倒壊、道路の決壊などにより道路状況が非常に悪いので、十分な注意が必要です。

❺ 救援物資および支援要請

必要な救援物資の支給は、行政に依頼します。

支援要請を行う時は、「誰が、どこへ、何人」の支援要請をするのか指示命令系統の明確化と応援ボランティアに対しての業務手順などの整備が必要です。

支援要請は、日本看護協会災害支援ネットワーク、都道府県看護協会、全国訪問看護事業協会、訪問看護ステーション連絡協議会等から可能です。

＜使用例＞

10 災害発生時の指揮系統および役割分担

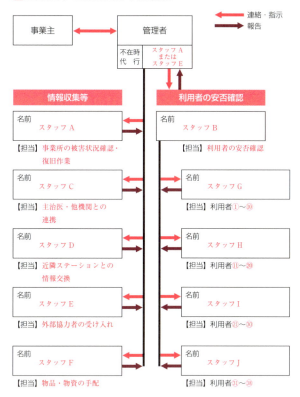

16 訪問時の持参品　確認表

訪問看護・救急医療用品		救援物資	
品名	品名	品名	
携帯用血圧計	タオル	水	
体温計	ウエットティッシュ	乾パン	
聴診器	ペーパータオル		
ペンライト	ティッシュ		
ガーゼ	おむつカバー		
絆創膏	ドライシャンプー	栄養補給剤	
止血帯	スキナクリーン	ペーパータオル	
包帯	ストロー	トイレットペーパー	
綿棒		ドライシャンプー	
カット綿	湿布薬	清拭剤（スキナ®等）	
サージカルテープ	創傷被覆剤	ウェットティッシュ	
消毒薬	火傷用処置剤	タオル	
滅菌綿球	浣腸液	毛布	
滅菌ビン	生理食塩水	使い捨てカイロ	
滅菌ゴム手袋	コルセット	紙おむつ	
ピンセット	吸引器		
ハサミ	（およびこれに準ずる物）	移動用シート	
うがい薬	褥瘡予防用品	ミニテント	
	保温シート		
	軍手		
	食品用ラップ		

＊薬剤等、医師の処方により必要なものは、別途医師との調整が必要

3 利用者への訪問

災害時の訪問看護は通常の看護とは異なる点が多くあります。利用者の安全、スタッフの安全を確保します。二次災害に備えて複数でチームを組んで訪問看護の提供を考えます。また、優先順位を考えて実践します。器具などを使えない状況にあることから、正確な観察・判断が求められます。

> 緊急の訪問看護には、交通手段の確保が重要ですが、交通網の遮断のため徒歩や自転車による訪問となります。日頃から訪問用車両の整備、ガソリンが半分になったら給油するなど、取り決めをしておきます。また、携帯電話の充電も毎日行っておきます。
>
> 地域のガソリンスタンドと、日頃から災害時の対応について打ち合わせておくこともよいでしょう。

様式例 12

❶ 利用者の安否確認

利用者の安否確認は、「安否確認表」に基づき、行います。生死や避難場所を記入し、緊急性を判断します。利用者の緊急連絡先が複数登録されている場合は、確認がとれるまで順番に連絡をします。

安否確認を、さまざまな事業所やケアマネジャーから同時に行うと、携帯電話などの充電がなくなり困ったケースがありました。安否確認の方法は、メールやSNS などの活用もふまえ、他事業所と打ち合わせて行うとよいでしょう。

❷ 訪問の優先度

利用者の被災状況や処置の必要性などから検討し、訪問すべき優先度の高い人から訪問します。

人工呼吸器・在宅酸素・吸引器などの医療器具を装着している利用者や医療依存度の高い利用者に加え、介護力の低い利用者、一人で判断できない利用者を優先的に訪問します。

交通状況などにより訪問が困難な利用者や、他地域へ避難したために訪問が難しい利用者などは、その時の交通事情などの実状をふまえ、優先的に訪問すべき利用者を決めることが必要です。

様式例 16

❸ 訪問時の持参品

訪問時には、通常の訪問に必要な訪問看護用品のほかに、救急医療用品も必要になります。利用者のみならず、利用者の家族や近隣の人々が負傷しており手当てが必要になる場合も考慮し、物品・薬品を多めに持参します。

訪問看護・救急医療用品、救援物資として持参する用品として、様式例16 のような物品が役に立つと考えられます。

12 安否確認表

災害発生日：○○年1月15日16時00分

優先度	氏名	安否確認 確認日	状況	場所	避難場所	医療機器	備考	電話番号 住所	主治医	ケアマネジャー	備考	月／日 場所 状況	月／日 場所 状況
C	山田太郎	1/15	生存・死亡・負傷(○) その他( )	自宅 入院 入所	谷小学校 医務室	バウチ	△△株式会社 Tel ●●-■■■■	TEL ○○丁目1-5	TEL ●●-■■■-D	TEL ●●-■■■-F		1/31 老健入所 傷が治癒	
B	田中花子	1/17	生存(○)・死亡・負傷( ) その他( )	自宅 入院 入所	自宅	気管カニューレ		TEL ○○丁目5-3	TEL ●●-■■■-E	TEL ●●-■■■-G	月曜日は家族不在	家族不在時 訪問追加	
C	吉川美子	1/16	生存・死亡(○)・負傷( ) その他( )	自宅 入院 入所		胃ろう		TEL ○○丁目19-1	TEL ●●-■■■-D	TEL ●●-■■■-F			
A	谷本定男	1/15	生存(○)・死亡・負傷( ) その他( )	自宅 入院 入所	谷病院	呼吸器	○○会社 Tel ●●-■■■■	TEL ○○丁目3-2	TEL ●●-■■■-E	TEL ●●-■■■-H	第2週 ショートステイ		
C	鈴木月子	1/16	生存(○)・死亡・負傷( ) その他( )	自宅 入院 入所	車中泊	インスリン		TEL ○○丁目5-1	TEL ●●-■■■-E	TEL ●●-■■■-H	独居	1/25 日中、体育館 夜間、車中泊	

特に独り暮らしの高齢者などは、避難所に救援物資を取りに行けないことを考慮し、食料や水などの救援物資を持参することが必要になる場合があります。

大規模災害の場合には、救援物資を運ぶことも困難となる可能性があります。利用者それぞれが3日分の食料などを備えるといった災害対策の教育が必要です。

16 訪問時の持参品　確認表

訪問看護・救急医療用品				救援物資	
品名		品名		品名	
携帯用血圧計		タオル		水	
体温計		ウエットティッシュ		乾パン	
聴診器		ペーパータオル			
ペンライト		ティッシュ			
ガーゼ		おむつカバー			
絆創膏		トライシャンプー		栄養補給剤	
止血帯		スキナクリーン		ペーパータオル	
包帯		ストロー		トイレットペーパー	
綿棒				ドライシャンプー	
カット綿		湿布薬		清拭剤（スキナ®等）	
サージカルテープ		創傷被覆剤		ウェットティッシュ	
消毒薬		火傷用処置剤		タオル	
滅菌綿球		浣腸液		毛布	
滅菌ビン		生理食塩水		使い捨てカイロ	
滅菌ゴム手袋		コルセット		紙おむつ	
ピンセット		吸引器			
ハサミ		（およびこれに準ずる物）		移動用シート	
うがい薬		褥瘡予防用品		ミニテント	
アルコール					
紙おむつ		高カロリー食品			
生理用品		栄養補給剤			
		ベビーフード			
		ゴミ袋			
		手袋（未滅菌）			
		保温シート			
		軍手			
		食品用ラップ			

＊薬剤等、医師の処方により必要なものは、別途医師との調整が必要

❹訪問方法

大規模災害時には、通行止めや渋滞のため車が使えない場合もあります。この場合には、バイクや自転車、徒歩で訪問します。

訪問途中や訪問先では、焼け跡の熱や釘、ガラスの破片などが刺さるといった危険が予想されるため、登山靴、トレッキングシューズなどのできるだけ底の厚い靴を履いていき、2次災害の防止に努めます。

また、訪問看護ステーションのスタッフであることがわかる身分証明書を携帯します。

4　他機関との連携

　近隣の訪問看護ステーションや他機関との連携・情報交換は、情報の混乱を防ぐためにも、情報収集役の専任者を決めて行うことが望ましいです。利用者が自宅に留まることができるのか、避難所、施設、病院を選択しなければならないのかなど、ケアマネジャー、主治医と連携し利用者の安全を確保します。

❶ 主治医・地域医師会との連携

　利用者の情報をすぐに主治医に報告し、入院、入所などについて情報交換を行い、指示を受けます。

　主治医と連絡がとれない場合は、地域医師会を通じて連絡するようにします。どうしても主治医と連絡がとれない場合は、地域医師会から代理の主治医を紹介してもらいます。

❷ 近隣の訪問看護ステーションとの相互協力

　近隣の訪問看護ステーションと連絡をとり、スタッフ、ステーションの被災状況などの情報交換を行い、連絡協議会等を中心に災害時訪問看護の実施に向けて速やかに協力支援体制を整えます。近隣の訪問看護ステーションの所在地一覧のマップを活用します。

❸ 医療機関・関連施設などとの連携

　地域の医療機関の入院受け入れ可能状況や、関連施設の入所可能状況などの情報を入手します。利用者の情報を主治医に報告し、主治医から医療機関へ連絡してもらいます。また、地域の医師会から医療機関へ連絡してもらい、迅速な利用者の対応を心がけます。

　被災地以外の医療機関の入院受け入れ可能状況の情報も入手できると、役に立ちます。

❹ 介護保険関連事業者との連携

　介護保険関連事業者と、利用者の安否、入院、入所などの情報交換を行い、未確認の利用者については分担して確認に努めます。

　訪問看護ステーションは、介護保険関連事業者と十分な連携をとり、利用者にとって最善の策を見極めます。

❺ 行政との連携

　携帯電話などにより行政の地区防災センターとなっている機関と連携をとり、地域の被災状況や利用者などの情報収集を行います。

新潟県中越沖地震以降、福祉避難所が設置されるようになってきました。高齢者、障害者、妊産婦、乳幼児、病弱者など、一般的な避難所での生活に支障をきたすため、何らかの特別な配慮を必要とする人が利用できます。

また、被災地以外の入所施設に関する情報も得ることができるよう連携します。

❻その他の連携

避難所においては、医療機器の充電は困難であるため、バッテリー内蔵の医療機器の使用をすすめたほうがよいでしょう。

ステーションは、各地域の訪問看護ステーション連絡協議会等や、都道府県看護協会に連絡し、被災状況や必要物品等について報告します。協議会等事務局から全国訪問看護事業協会に連絡を行い、必要に応じて必要な物品や人員などを要請します。

3 災害発生時の対応（３日〜１カ月）

1 ステーション施設・設備の復旧

❶施設・設備の復旧

施設設備点検業者に被害状況報告を行い、対応してもらいます。建物自体が崩壊している場合は、復旧までの間、事務所の移転などについて検討します。

ライフラインの復旧や建物の修復についても、業者などに連絡をし、復旧に努めます。

❷ステーションの機能の回復

災害時訪問看護の継続に向けて、事務所内の片付けを行います。訪問看護の実施に必要なカルテや記録書などの書類をはじめ、訪問に必要な物品から片付けを始めます。

また、通信手段の状況の確認と復旧やパソコンに保存してあるデータの確認を行います。パソコンが作動しない場合は、後で入力ができるように記録を残します。

2 利用者への訪問

❶災害時の訪問看護の提供

利用者には、通常の看護のほかに、環境変化による感染症や褥瘡など合併症の予防、不穏症のケアなどが必要となります。主治医への報告、連絡、相談が重要です。

たとえ家屋の倒壊を免れたとしても、ライフラインの途絶や、水や食料品が不足する中で在宅療養を続けることが可能かどうか、必要に応じて主治医やケアマネジャーと連絡をとって入院や入所の手続きを行います。医療機器を利用している利用者には、引き続き装着器具のチェックを行い、在宅療養の継続が可能かを確認し、必要に応じて主治医に連絡をとり入院手続きなどを行います。

ライフラインが途絶した中で通常の看護を行うことは非常に困難ですが、ステーションで沸かした湯をポットに入れて訪問し、保清を行うなど、さまざまな工夫を凝らし、訪問看護を継続することが求められます。また、被災した利用者や家族・近隣の人々の手当てが必要になることもあり、消毒薬やガーゼ、包帯、

湿布薬などの救急医療用品を多めに持参していると役に立ちます。

利用していたサービスが利用できないことで在宅療養が困難になった場合は、早急にケアマネジャーなどと連携して支援をする必要があります。

医療ボランティア等の訪問により重複してケアが行われないように、実施した看護内容を利用者連絡票に記載し、利用者の枕元に置いておく必要があります。

大きな災害時には、精神的に不安定になる利用者も多くいます。利用者が情報難民にならにように、早めに正確な情報を伝えることが大切です。また、訪問の際に、被災体験について話を聞くなど、利用者の心のケアにも十分注意を払う必要があります。

❷避難所などへの訪問

電話や自宅への訪問で居場所がつかめない利用者は、避難所に避難している可能性があります。情報を収集し、避難している避難所の位置を確認して訪問します。

避難所などへの訪問にあたっては、避難所の管理責任者と連携をとることが重要です。避難所では、周りの人から利用者を囲むシールドがないため、ケアが行いにくい場合があります。スクリーンや段ボールなどを利用し、プライバシーの確保に努めます。また、避難している人たちに、清拭の方法やけがの応急方法などを教えることも重要です。治療食やミキサー食など食事の工夫が必要な場合は、避難所の責任者と連携をとることや、避難所生活により状態の悪化や機能低下がみられる場合は、主治医と連絡をとって対処することも重要です。

3　スタッフの確保

❶スタッフの出勤手段の確保

交通機関が麻痺している場合には、スタッフが通常の方法で出勤できないことがあります。このような場合、スタッフにバイクや自転車で出勤してもらうことも必要になるため、それらの出勤手段を確保する必要があります。

❷スタッフの役割分担の見直し

災害発生から数日経つと、実施すべき内容が変わるため、スタッフの役割分担も変わってきます。この時点でもう一度必要な実施内容を見直し、スタッフの役割分担をし直します。

❸応援ボランティアの受け入れ

応援ボランティアの受け入れには、多くの調整と対応が必要となります。避難所などにいる利用者へ救援物資の配布を依頼するなど、応援ボランティアに頼みやすい内容を検討します。

行政を介しての応援ボランティアや看護師など専門職を受け入れる場合には、二次災害や医療事故などに対する民間のボランティア保険などに加入してもらう必要があります。

　他の訪問看護ステーションからの応援ボランティアについては、自分の所属するステーションで訪問看護の傷害保険に加入しており、被災地へ業務命令で出向いた場合には保険が適用されることがあります。その点を確認し、適用される場合は、できるだけ業務命令で派遣してもらうよう依頼する必要があります。

　応援ボランティアのもっている資格や得意分野などを確認し、無理なことは指示しない配慮が必要です。

　応援ボランティアは地域の地理に詳しくないことに加え、大規模災害時には地図が役に立たないことがあるため、現地ステーションの看護師と同行訪問するなどの工夫が必要です。

❹ スタッフの健康管理

　災害時訪問看護を継続していくうえで、二次災害の防止は、災害直後のみならず常に念頭におくことが重要です。

　大規模災害時には、スタッフ自身も被災者であるにもかかわらず、利用者への安否確認や訪問が必要になるなど、スタッフにかかる心理的・身体的ストレスは非常に大きくなります。スタッフの健康を第一に考え、「スタッフあっての訪問看護サービス事業」であることをそれぞれが自覚し、各自で十分な健康管理を行う必要があります。スタッフそれぞれには家庭の事情や都合があることをスタッフ同士でも尊重し、無理な職務に就かせないようにする必要があります。

　心理的なストレスに対処するために、被災地以外の場所に行って、災害から少し離れて心を癒やすことなども大切です。

コラム　スタッフの精神面のサポート

　大規模災害が発生した後、訪問看護ステーションのスタッフは、安否確認、利用者の対応や事業所の復旧などの業務に追われ、平常時とは異なる対応を強いられます。そうした激務がストレスとなり、離職につながることがあります。

　離職防止を図るため、スタッフの精神状態を把握して密にコミュニケーションをとり、体調に合わせて休暇がとれるように調整を行いましょう。時には、懇親会などを開催し、悩みや不安を共有することも効果的です。

（松浦千春）

4　他機関との連携

❶近隣の訪問看護ステーションとの相互協力

　近隣の訪問看護ステーションと継続的に連絡をとり合い、災害時訪問看護がスムースに実施できるように、情報交換と物資の融通を行い、スタッフの応援態勢を整えます。

❷主治医・地域医師会との連携

　主治医と連携をとり、利用者の安否・入院などの情報交換をし、指示をもらいます。

　主治医と連絡がとれない場合は、地域医師会を通じて連絡するようにします。どうしても主治医に連絡がとれない場合は、地域医師会から代わりの主治医を紹介してもらいます。

❸医療機関・関連施設などとの連携

　地域の医療機関の受入可能状況などの情報や、関連施設の入居（入所）可能状況などの情報を得て、利用者の入院や入居（入所）などの手配を行います。

　医療機関併設型のステーションでは、必要な衛生材料などを医療機関から提供してもらいます。

❹介護保険関連事業者との連携

　介護保険関連事業者と連絡をとり、利用者の安否・入院等の情報交換を行い、協働して災害時ケアにあたります。

❺行政との連携

　役所や保健センターなどと利用者の安否や避難先などについて情報交換を行い

コラム　薬に関する支援

　災害時、薬が不足しても病院を受診できないことがあります。臨時の診療所が開設されることもありますので、薬の相談が必要な場合は、お薬手帳を持参して医師に相談できるよう支援しましょう。

　介護者の状況によっては、一時的に訪問看護師が、主治医ではない診療所の医師に相談し、薬を処方してもらうこともあります。日頃からお薬手帳の管理を支援し、内容の確認をしておきましょう。　　　　　　　　　　　　　　　　　　　　　　　　　　（ガルシア小織）

　また、薬の確保状況によっては、薬効が一緒でも商品名が違う場合もあるので薬剤師と連携しながら、利用者の不安の緩和に努めましょう。　　　　　　　　　　　　（松浦千春）

ます。

行政の地区防災センターとの情報交換を継続し、地域の被災状況や利用者に関する情報収集を行い、救援物資や医薬品などの供給、応援ボランティアの要請なども行います。

❻その他の連携

ステーションは、各地域の訪問看護ステーション連絡協議会等や都道府県看護協会に連絡し、被災状況や必要物品などについて報告します。協議会等事務局から全国訪問看護事業協会に連絡し、必要に応じて必要な物品や人員などを要請します。

5 物資・物品の確保

❶訪問看護・救急医療用品の確保

災害時には褥瘡の発生や悪化などが多くみられるようになるため、訪問に必要な物品を確保します。

行政が管理している医薬品の早期使用について、事前に協定を結んでおきます。必要な医薬品の支給を要請し、関連医療機関や他の訪問看護ステーションへも衛生材料などの供給依頼を行います。

薬局や関係者等からも、供給可能な医療材料や物品の確認などの情報を得ておく必要があります。また、自分たちから必要な物品に関する供給方法を確認していくことも必要です。

❷救援物資

行政に集まる救援物資の供給について、事前に協定を結んでおき、必要な救援物資の支給を要請します。訪問看護ステーション連絡協議会等で事前に協議し、協議会等からの要請方法を検討しておきます。

第 2 章　災害対策と災害時の対応

4 災害発生後の中・長期的対応

1　1カ月〜数カ月

❶ ステーション施設・設備の復旧

1）ステーション再建の見通しを立てる

　災害の規模にもよりますが、災害直後は被災状況を把握し、現実を受け止め、訪問看護を再開することで精一杯です。災害発生から数週間経過したこの時期は問題点が整理されてきますので、ステーションの再建を具体的に検討します。

　ステーションを建て直す場合は、被災場所によって災害危険区域に指定され、建物の建築制限が生じることがありますので、確認が必要です。また、被災場所によって人口減少が激しい場所もありますので、再度、市場調査を行うことが必要になります。

2）建物、備品等の修理、購入

　災害発生後の数週間は、災害時の訪問看護対応になります。物品、備品等は応急的に使用しますが、通常時の訪問看護に戻すためには何が必要かを具体的に検討します。建物、公用車、OA 機器や備品の状況をあらためて確認し、修理や購入（の計画）を進めます。

　国、県、市町村や関係機関から支援が受けられることもありますので、日々の情報に耳を傾けましょう。

3）ステーションの機能の回復

　必要時、カルテなどの書類の再作成やパソコンに情報を再入力します。大災害時には、サービス提供記録等を滅失・棄損した場合や、災害発生直後におけるサービス提供内容について把握することが困難である場合、国より通知文が交付され利用実績に基づいて介護報酬・診療報酬が支払われることがあります。また、利用者の被災証明の決定が遅く、過誤申請手続きが多くなり、請求業務が煩雑となります。

　災害関連の通知文は都道府県から各事業所へ頻回に交付されますので、きちんと読み取り、周知しておく必要があります。

　日頃から情報の保管方法として、データのバックアップやクラウド型のシステ

ムを使用しての情報管理も行いましょう。

❷ 利用者への訪問

1）避難所への訪問

　日常生活用品については、避難所の管理責任者と連携し調達します。医療ケアの必要物品については、主治医と連携をとりながら調達します。また、避難所に駐在している医療職の外部支援者と連携をとる場合もあります。

　災害発生から数週間経過すると、避難所にはさまざまな問題が浮上してきます。訪問看護師は、その問題に向き合った時、決して一人で解決しようと思わないようにしましょう。さまざまな職種（行政担当者、外部支援者、自衛隊など）の人々と交流をもち、有効な情報を得て連携して被災地の支援を行うのが最も効果的です。また、避難所の状況によって、行政判断で福祉避難所が開設されることがあります。

2）仮設住宅等への訪問

　仮設住宅内のコミュニティの問題（人間関係）は療養生活に大きく影響してきます。利用者は、仮設住宅に入居すると今後の人生設計について短期間で方向性を出さなければなりません。この時期は、さまざまな手続き書類が山積みとなります。特に高齢者は、書類を一つひとつ理解することが困難になります。そのため、仮設住宅にかかわっている支援団体と情報を共有し、利用者本人・家族の精神的負担の軽減を図ります。

　また、災害発生後半年くらいから自治会が発足します。民生委員の活動も回復してきますので、自治会、民生委員の方々とも連携をとり、支援していきます。

3）自宅への訪問

　避難所へ行かず自宅で過ごされる高齢者世帯、独居世帯、家族が障害を抱えている世帯は、本人の看護だけではなく、家族も支援します。

　地域包括支援センター、行政、介護保険事業所等と連携しながら支援しましょう。

コラム　福祉避難所の利用について

　常日頃から利用している福祉施設が災害時に避難場所として利用できない場合があります。熊本地震でも被災地や周辺の施設は混乱し、連絡すら取れない事態でした。やむなく初めて利用する福祉施設に、訪問看護師は利用者の状態を含め日頃のケアのポイントをまとめ、素早く情報交換を行う必要がありました。また、看護師の少ない福祉施設には担当の訪問看護師を派遣し、直接ケアの伝達も行いました。ポジショニングやケアの手順などは写真やファイルにまとめておくと急な時に役立ちます。　　　　　　　　　　　　　　　　　　　（木村浩美）

4）利用者の転居、施設入所に伴う申し送り

　家族の生活再建に伴い、利用者の転居や施設入所等の動きが出てきます。利用者が移転先でも速やかに療養生活に入れるように在宅支援チームと連携し、移転先で利用する施設や訪問看護ステーション等に申し送りを行います。

❸ スタッフの確保

1）スタッフの健康管理

　スタッフも被災者です。スタッフ自身の生活再建に関する疲労問題とステーション業務での疲労が出てくる時期です。スタッフが生活の再建に専念できる時間をつくる必要があります。災害発生後、2カ月くらいは無理なスケジュールをつくらないようにして、今後の勤務の仕方についても一緒に考えていく姿勢で臨みましょう。状況に応じて1日おきの勤務や半日の勤務などの調整をします。スタッフの生活環境が少しずつ改善するごとに、スタッフの出勤時間を増やし、被災前の状態に戻していきます。

2）スタッフの役割分担の見直し

　被災状況にもよりますが、この時期は、通常訪問ができる体制になりつつあります。災害時の役割分担から通常の運営体制に戻すことを検討します。

3）応援ボランティアの継続の判断

　スタッフの生活環境が改善してくるとステーションの復旧も進みますので、応援ボランティアをいつまで依頼するのか具体的に検討します。

❹ 他機関との連携

1）近隣の訪問看護ステーションとの相互協力

　近隣の訪問看護ステーションの被災状況を共有し、物資の融通や訪問協力など、復旧状況を確認しながら相互協力を行います。

2）主治医・地域医師会との連携

　家族の生活再建に伴い、利用者は転居や施設入所されることがあります。主治医より情報提供書等を交付してもらいます。

3）介護保険関連事業者との連携

　介護事業所（デイサービス等）は、利用者、家族、近隣住民の避難所になることがありますので、事業所再開の時期を確認します。また、訪問入浴サービスなどもライフラインが復旧するまでは通常営業が困難になりますので、確認が必要です。

4）行政との連携

　災害直後は行政も混乱していますが、一カ月後くらいから、市町村の被害状況、今後の復興計画等についての説明があります。復興計画に基づいて行政と連携しましょう。

5）医療関係機関・関連施設などとの連携

　災害後、外部支援の医療チームが避難所に診療所を立ち上げることがあります。地域の状況を把握していないため、開設当初は地域の訪問看護ステーションが相談窓口となり、さまざまな問い合わせに対応するようにします。

6）その他の連携

　都道府県訪問看護ステーション連絡協議会等や都道府県看護協会に連絡し、被災状況や必要物品などについて報告します。

❺ 物資・物品の確保

　この時期は、感染予防対策で使い捨てのマスク、エプロン、手袋などが多量に必要になります。不足時はどこで調達できるかをもとに関係機関に必要物品を要請します。医療ケアの必要物品については、主治医と連携をとりながら調達します。また、避難所に駐在している医療職の外部支援者とも連携をとり、物資の供給状況や保管場所を確認しましょう。

2　数カ月〜数年

❶ ステーション再建の実施

　ステーションの再建に向けての取り組みは、ステーションの修復、建築が終了したら、いよいよステーションを通常時の運営に戻すための現実的な取り組みを実施していきます。

❷ 利用者、ステーション災害対策の見直し

　ステーションが通常化してきた時期に、災害マニュアル、災害時の利用者用パンフレットや重要事項説明書（災害時の対応が記載されているか）の見直しを行います。また、災害時に使用する備蓄品等の点検を行い補充します。

❸ 災害時の記録などを整理しまとめる

　災害直後は、利用者の記録も災害用になりステーション内も混乱しますが、日々の活動記録や行政からの通知文、関係機関からの文書等、災害にかかわるものを整理してまとめておきましょう。記録は後世に伝える大事なもので、大切な資料

61

になります。

❹ 利用者の確保

　災害の規模によって利用者が居住していた区域が住めなくなってしまうと、利用者の減少につながります。また、利用者の生活再編に伴い、施設入所も余儀なくされる場合もあります。

　利用者の状況から新規利用者の確保の検討が必要となります。

❺ スタッフの確保

　災害直後は、無我夢中で仕事と生活の再建に取り組みますが、災害から数カ月経過すると、家族の死亡などで精神的ダメージが大きい場合、仕事ができないなどの理由で訪問看護師が退職することがあります。ステーションは、訪問看護師の離職防止に努めながらも、新規採用の検討が必要となります。

❻ 他機関との連携

1) 近隣の訪問看護ステーション、主治医・地域医師会、介護保険関連事業者、行政

　ケース担当者会議等で、災害の対策について共有する機会をもつことが必要です。また、地域連携の会などで災害対応対策などの意見交換を行い、今後起こり得る災害に向けて整理をします。

2) その他の連携

　訪問看護ステーション連絡協議会等で、災害の状況や今後の課題等について話し合いましょう。

コラム　医療材料等の確保・支援体制の検討

　熊本地震では物資の流通がストップし、個々の利用者の手元まで医療材料が届かない事態もあり（ストーマ利用者でパウチが不足など）、「各地域のポイントに材料の支給施設があるとよい」などの意見が出ました。

　熊本県におけるオストメイト中核医療機関からも、「熊本地震の際、在宅における状況把握や物資等の支援が十分できなかった」との連絡がありました。利用者、医療機関、業者、訪問看護事業所などで、災害時の物資確保や在庫保管などの検討が必要です。　　　　　　（木村浩美）

予測可能な災害への対策：関東・東北豪雨を経験して

当ステーションの概要
　茨城県常総市は県西部にあり、「訪問看護ステーションいしげ」はこの鬼怒川、小貝川の2つの河川に挟まれた場所にあります（図2-1）。職員看護師は常勤換算9.6人。4市1町を実施地域とし、その中の常総市、下妻市が主に被災した地域です。被災当時の登録利用者数は131人で、月間の訪問件数は690件でした。

1. 関東・東北豪雨による一般被害、被災状況
　2015（平成27）年9月9日から11日にかけて、関東・東北地方を襲った台風18号および台風から変わった低気圧によってもたらされた大雨により、当ステーションのある茨城県常総市においては、鬼怒川の氾濫により堤防の決壊を伴い、大変大きな水害が引き起こされました。
　市役所等の公共機関も浸水し、多数の家屋が全壊、多数の孤立者が発生し、約4,300人が救助されるなど人的被害も受けました。

2. 経過と対応
①水害発生当日の経過
　9月10日の朝、当ステーションのある常総市において、鬼怒川で「溢水」のニュースを見た私は、状況をよく理解はできませんでしたが、何かいつもとは違う状況であると感じ、その日の訪問活動を中止としました。職員へは、緊急連絡メールを送信しましたが、連絡のつかない職員がいたため、またステーションの状況も気になり、いったんステーションへ状況を確認しに行きました。
　ステーションに近づけない状況なら、そのまま引き返すつもりでしたが、雨はやんでおり、いつもと同じようにステーションに到着することができました。
　その後、利用者へのキャンセルの連絡や相談の対応をしているうちに、事務所前の道路は川のように水が増水し、事務所内に水が入ってきたために、緊急退避しました。

②ステーションの被害状況
　その当時カルテは紙カルテでしたが、運び出すこともできずに、浸水してしまいました。
　職員も、緊急退避中に常総市内に取り残されてしまうなど、人的被害も受けています。
　物的な被害としては、事務所内は床上40cm浸水し、訪問車は11台が廃車になってしまいました。

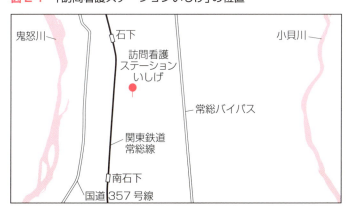

図2-1　「訪問看護ステーションいしげ」の位置

カルテだけでなく事務所内の備品はほとんどのものが浸水しています。

③利用者への対応

　利用者は、翌日の安否確認にて、全員が無事であると確認できました。

　利用者によっては自宅を離れて避難所にいたり、親戚宅に身を寄せたり、入院が必要となった方もいました。

④事業再開に向けての対応

　発災から３日目、職員からの提案で事務所内の泥水が乾かないうちに清掃を開始しました。今になって思うと、事務所内の泥水を乾かないうちに清掃できたことは、被災した直後で大変ながらも、乾くのを待つより効率的に清掃にあたれたと思います。

　発災５日目より、本部があるつくば市と被害を受けていない常総市の職員の自宅の１室と、計２カ所仮事務所をおき、訪問を再開しました。これは、事務所がしばらく使用できないことと、常総市内の悪化により隣接するつくば市本部まで通勤できない職員に配慮したためです。医療依存度の高い利用者数人から、職員は２人１組となって訪問しました。

　実際には、通常業務を再開するまでには、さまざまな課題がありました。

3. 訪問看護業務を通常再開するまでの課題

　水害を経験して、水害独自の問題がさまざまあることに気づかされました。

　１点目は、常総地域の環境の悪化です。常総市内は、道路で泥水が乾いてくるために、埃が多くなり、呼吸器疾患に罹患した職員もいました。また、感染対策についても注意が必要でした。いったん泥水につかってしまった物への消毒の仕方など、利用者の自宅でも対応が不十分なまま訪問することになるため、自宅内はブルーシートが敷かれたままになっている所もありました。利用者宅では、浸水後の後片づけに追われており、破傷風に対する注意点など利用者や家族への対応の指導も、訪問看護師の役割の一つとなりました。

　２点目は、訪問先までのルートが遠方となり、職員の負担が日に日に増したことです。事務所内は床上浸水のため、清掃や修復作業が必要となり、再開するまでの約１カ月間、つくば市の法人内施設より訪問することになり、訪問先までが遠方になったために、１日100km移動することになりました。職員の身体的、精神的疲労は明らかであり、ストレスチェックを取り入れながら、自分たちの心と体も十分ケアすることを意識するようにしました。

　３点目は、地域医療機関の対応力の低下です。地域の医療機関も同じように浸水し今までと同じような十分な検査や治療ができなくなってしまったために、利用者や家族の医療機関への受診などが困難になったことです。

　また、近隣の訪問看護ステーションも水害により機能が低下していました。実際に水害にあったステーションと訪問看護連絡協議会が連絡をとったのは、数日後です。この時点では、訪問看護連絡協議会にどのような支援をしてもらうのがいいのか考えてもいなかったので、当ステーションから具体的な支援を依頼することもできませんでした。

　４点目は、事務所の災害に対する保険等の対策です。水害に対する保険によって、事務所の修復に大いに影響が出ると思います。当事務所は賃貸でしたが、事務所内は借主が修繕することになっているなど、契約上の確認も大変重要です。

4. BCP（事業継続計画）作成について

　水害を経験した時には、BCPの作成をしていなかったのですが、ステーション自体が被害を受けた場

合に、今後同じ場所、同じ事務所を使用しての業務継続が可能なのかどうか、不可能な場合どのようにするのか、可能な場合には、どのような計画で再建していくのかについて、検討しておく必要があります。その地域での将来展望も含め、地域環境の情報収集など、行うべきことは山ほどあります。そのために、事前に BCP を作成し、どのような順番で、どのような情報を誰が収集するのか、行うべき事柄の順序などの検討も必要です。

　今回の水害でも、事務所が使用できなくなったために、職員の自宅とステーション本部と 2 カ所に分けて訪問を再開しました。これは、少しでも早期に訪問看護業務を通常活動に戻すことと、利用者・家族の不安軽減に早期に取り組みたいと思ったからです。

　また、水害に対応できる事務所の備えも何も準備されていませんでした。水害後、早期に対応できるように、事務所に水が入ってくるのを少しでも防ぐための土のうを準備する、訪問時に車内に閉じ込められた時に窓ガラスを割るためのハンマーを車内に準備するなど、水害に対応する備品の見直しが必要でした。そして何よりも、今回の水害にあい、自分たちの災害に対する認識の甘さを考え直さなければなりませんでした。東日本大震災後、地震に対して災害対策は行ってきたつもりでした。しかし、当ステーションは小貝川と鬼怒川という 2 つの河川に挟まれた地域に立地し、ひとたび河川が氾濫した場合には 2m も浸水する場所であったことを、私たちは認識していませんでした。

　改めて、災害に対する備えとして、それぞれの地域で働く訪問看護ステーションだからこそ、地域に起こり得る災害に対する知識やその地域の情報を収集し共有しておく必要があります。水害後、私たちのステーションでは、地域で起こりやすい災害について学習を開始し、地図を見ながら浸水箇所や土砂崩れしやすい場所などの確認を行っています。

　今日では、天災はこれまで経験したことのないような災害が起こっています。そのような時に、冷静に正常な判断がなされることが大変重要かと思います。

　災害は、その発生そのもののリスクもそうですが、災害の発生により各種のライフラインが止まり、普段当たり前に使えるものが使えなくなることによって、医療や介護の継続が脅かされるということも理解しておくことが重要です。こうしたリスクの想定と対応する際の阻害要因を検討して、BCP を作成する必要があると考えます。

5．水害を振り返って

　今回水害を経験して、自分たちが地域で働く訪問看護師でありながら、地域の情報を十分理解していなかったことを深く反省しました。地域包括ケアシステムの中で訪問看護師の役割は多岐にわたり、中心的役割を今後も果たさなければなりません。訪問看護師は、常に自分の勤務場所がどのような地理的環境にあり、住民も自分たちもどのような自然災害と隣り合わせで過ごしているのかを考えて、学習する必要があると思います。

水害対策のまとめ

1　事前準備：水害は予報などから事前の対応準備ができる時間がある
2　利用者への災害に対する備えの教育：自助力（セルフケア能）を向上させるための事前準備
3　職員教育：地域の浸水箇所など、災害を想定した地域の状況を把握する必要がある
4　地域連携の強化
5　水害後の対応準備：感染症対策や後片づけへの心得
6　BCP の作成

（真柄和代）

予測可能な災害への対策：福井豪雪を経験して

1. ステーションの概要

「福井県済生会訪問看護ステーション」（以下、当ステーション）は、福井市の東部に位置し、主要道路として国道158号線と国道8号線が近くにあります。1市1町を実施地域として届け出ており、雪害の当時は、看護職員が常勤換算8.0人、母体病院兼務の理学療法士が0.4人で、登録利用者数113人に対応していました。その月の月間訪問件数は、543件（通常の約10%減）でした。

2. 雪害の経過と被害状況

①雪害の経過

2018（平成30）年2月、福井県は37年ぶりの豪雪に見舞われました。積雪は140cmを超え、軽自動車がすっぽり埋まってしまうほどとなりました。

そんななか、大型トラックが国道8号線の凍結した坂道でスリップし道をふさいでしまい、後方10kmの区間で約1,500台の車が立ち往生してしまいました。この立ち往生は3日間続き、車中での寝泊りを余儀なくされた方もいました。この豪雪関連で一酸化炭素中毒により亡くなられた方もおり、県は自衛隊に災害派遣を要請しました。

②生活道路の状況

この立ち往生の解消に県内の除雪車が駆り出され、私たちの生活道路の除雪が間に合わない状況となりました。住民の中には家から出られない人も多くおり、自力で除雪をし、人一人通れる道を確保しながら、大通りまで出るという状況でした。数日たっても除雪は十分ではなく、町内の方々が総出で、車が1台通れるくらいの道をつくっていきました。融雪道路であっても溶けた雪の上にまた降り積もり、全く融雪の効果がない状態でした。さらに、街中でスタック（タイヤが空回りして、前にも後ろにも動けない状態）している車を救出するために雪かきをし、その跡がそのまま穴となり、道路は凸凹状態。運転していても振動が激しく、タイヤが外れてしまうのではと心配になるほどでした。

③物流や生活の状況

県内では、物流の遮断によりスーパーやコンビニの食料品売り場が品薄となり、多くの家庭でレトルト食品や冷凍食品などが活用されたようです。幸いなことにライフラインは維持されており、入浴もでき、温かい食事もとることができていました。

そのほか、ガソリンスタンドでは燃料が不足し、1回につき10Lまでの制限がかかり、訪問車であっても優遇されることはありませんでした。

④医療面での対応

医療の面では、県からの通達もあり、豪雪時に限り、受診ができない患者さんや内服薬を取りに来られない患者さんに対し電話で処方依頼を受け、病状に変化がなく医師の許可が出た場合に上限2週間分の内服を郵送してもらうことができました。

3. 当ステーションにおける対応

①利用者への訪問

基本的には、普段どおりの訪問を行う予定としました。しかし、利用者から中止依頼の連絡が入ったり、こちらから「訪問の時間が遅れる」と連絡を入れると、「中止でも構わない」と言ってくださるお宅もありました。日中は、車道の幅も制限されているうえに多くの車が動くため渋滞を引き起こしてしまい、普段15分程度で行けるお宅も3時間以上かかってしまう状態でした。それでもステーションに近い利用者へは歩いて訪問したり、スタッフ同士で送り迎えをしたりして、何とか訪問を行いました。駐車場が確保できない場合は、近所の公共施設やドラッグストア、スーパーに了解を得て停めさせていただきました。

このように対応しながら1日通常の約半分の利用者に訪問することができました。

通所サービスのほとんどが中止状態となったため、保清ができていない利用者が多く、通常の訪問内容を変更し臨機応変に対応していきました。

訪問を中止した利用者には、電話での状態確認を行っていきました。

②スタッフへの対応

ステーション職員3名が3日間母体病院の会議室に宿泊し、6名が徒歩や車で1時間以上かけて出勤してきました。幸いにも業務に支障がない限り15時に終業してもよいと母体病院からの発令があり、暗くなる前に帰宅させることができました。

4. 訪問看護ステーション連絡協議会としての対応

当ステーションは福井県訪問看護ステーション連絡協議会の事務局でもあります。事務局として、国道8号線の立ち往生していた地域のステーションのいくつかに連絡し、交通状況やステーションの運営状況を確認しました。管理者が事務所に行けない状況もあったようで、動けるスタッフに依頼し、重症の利用者だけ歩いて回ってもらったというステーションもありました。また、それぞれのステーションがそれぞれに行政に連絡し、事業所周辺の除雪をお願いしていたこともわかりました。しかしながら、速やかには除雪に入ってもらえず、緊急対応に不安を抱くこともあったようです。事務局では、こういった状況を把握していたものの、協議会として現場の声をどこにも挙げることはしていませんでした。

5. 雪害を通しての学び
1）自助力の向上
①利用者・家族

しばらく後に、県内のステーションへ雪害に対してのアンケートを行いました。そのなかに、家から出られない状況にあった利用者もおられ、「食料品の確保が大変であった」との意見がありました。このことに対して、災害時の持ち出し物品の準備に加え、万が一の時の水や食料品（冷凍食品やレトルト食品）の備えをしておくことも必要だったのではないかと強く感じました。ライフラインが確保されている状態であっても、スーパーやコンビニから食料品がなくなることを想定し、また、高齢者であればなおのこと雪道を歩いて買い物に行くことは危険も伴うため、備えは必要であると考えます。このことを利用者・家族にも説明し、看護師の訪問がない場合でも自ら対応できるように指導しておくことが大切です。さらに、共にかかわるサービス事業者間でも情報を共有し、利用者・家族の生命・生活が保たれるよう支援を検討しておくことも必要だと感じます。

②事業所

事業所内での困りごととして、アンケートの中に「ガソリンがなくなりかけ、ひやひやした」といった意見がありました。このことに関しては、今までのさまざまな災害の後に何度となく言われてきたように、「ガソリンは常に満タンにしておきましょう」「メーターが半分になったら給油しましょう」ということを事業所全体で徹底しなければならないと感じます。

また、この豪雪を災害と捉え、状態の安定している利用者には、訪問できない旨を伝えて休みとさせていただくことも、スタッフの安全やガソリンの消耗を考えると必要だったのではないかと考えます。

雪道対策として、私たちは冬になると車に積もった雪を下ろすための雪かき棒とスコップを車に積み訪問に出かけます。それに加え、毛布や段ボールなどタイヤの空回りを予防するための物も積み込んでおくことは、自分の車だけではなく、街中でスタックしている車に対しても手助けをすることが可能となります。雪道での運転に関して、ステーション内でも普段以上の注意喚起をする必要があると思います。

2）情報共有の場の構築

　福井県の訪問看護ステーション連絡協議会は、法人格を取得しておらず、事務局も「会長の所属するステーション」となっていました。会長も、一事業所の管理者であり、自ステーションのことで精一杯の状況でした。一部のステーションには状況確認は行っていましたが、その情報をどこかにつなげることはありませんでした。

　アンケート結果には、「何らかの方法で災害時の意見交換や情報共有ができるようにしてほしい」といった意見が多くみられました。雪害の場合、外に出ることが容易ではなくなり、一つひとつのステーションが孤立してしまうことが大いに予想されます。そのなかで、ほかのステーションの状況や困りごとなどを共有することがステーションの力になるのだと感じます。このことをふまえ、メールやLINEで情報共有が図れる方法を検討していくことも、今後必要だと考えます。

3）行政を含めた連携強化

　上記の「情報共有の場をつくってほしい」という要望に加え、「連絡協議会から行政に除雪の要請を行ってほしい」といった意見もありました。行政からいくつかのステーションに状況確認の連絡が入ったようですが、状況を聞くだけでそこから何か好転するようなことはありませんでした。

　行政との連携として、災害時だけにお願いするのではなく、日頃から話し合いや協定を交わしておくなど、前もって災害時の取り決めをしておくことも必要なのではないかと感じます。除雪を優先してもらうこと以外にも、医療・介護にかかわることの情報通達も速やかに行われるようなシステムを構築していきたいと考えます。

雪害対策のまとめ

○利用者への自助力向上への支援
・ライフラインは確保されていることが多いので、保存の利く食料品の確保
・凍結による水道管の破裂から断水が考えられるので、水の確保
・不必要な外出は避けることを指導
○ステーションの災害事前対策の意識づけ
・訪問車に雪かき用グッズを搭載し、雪道運転方法を確認
・雪道の渋滞を回避するために渋滞情報などのアプリをダウンロード
・ガソリンは常に満タン
・訪問の優先順位を確認
○ステーション同士の連携強化
・訪問看護ステーション連絡協議会内での緊急連絡網を確立し、グループLINEの登録
・雪による困りごとや、こうするとよかったなどの情報を発信
○情報共有システムの構築
・訪問看護ステーション連絡協議会内での緊急連絡網を確立し、グループLINEの登録
○行政との連携強化
・除雪や、訪問先駐車場の確保について話し合い
・医療・介護に関連する情報を訪問看護にも発信してもらう（内服処方が郵送可能かなど）

（黒田たまき）

第3章

災害対策マニュアルの作成とスタッフの教育・訓練

第 3 章　災害対策マニュアルの作成とスタッフの教育・訓練

1 マニュアルの作成

1 マニュアルの必要性

　訪問看護ステーションにおける災害対策マニュアルの作成は、下記のような理由により重要性が増しています。

①昨今、自然災害の頻度が高まっているうえ、新設訪問看護ステーションが急速に増加していることから、災害時対応の経験が少ないステーションが増えている。
②利用者は、高齢者、障害者など社会的弱者であり、地域に点在して療養生活を送っている。
③訪問看護ステーションスタッフは、病院、施設とは違い、意思伝達系統において同じ空間で情報交換をする時間はごくわずかである。
④訪問看護師と利用者が、同じ空間で一緒に過ごす時間も短い。

　突然発生する災害時も、利用者の安全を確保し、必要なケアを継続すること、つまり平常時の動きを早く取り戻すことが訪問看護ステーションの役割です。
　各ステーションで災害時看護の備えとして災害対策マニュアルを作成することは、安全な看護を提供するためのリスクマネジメントの一環であり基本事項でもあります。

2 マニュアルの作成方法

　マニュアルが実際に役立つものにするためには、訪問看護ステーションのスタッフ全員が意見を出し、合意形成をしながら作成することが重要です。近年の度重なる地震や台風、豪雨など、災害はいつ起こってもおかしくありません。災害時には、地域で看護を提供する機関として、訪問看護ステーションが通常機能を取り戻すことが第一となりますので、災害対策の知識獲得や災害時の動きをスタッフ全員が共通認識するためにも、マニュアル作成は役立ちます。
　たとえば、スタッフと一緒に本書の内容を確認しながら作成していくと、災害対応を理解しながらマニュアルの作成を進めることができるしょう。「いざ」という時に使える知識を蓄え、一人ひとりが動けるよう、早速マニュアル作成に取

り組みましょう。

3　マニュアル作成の留意点

1）どのスタッフが見てもわかりやすい表現・工夫

　本書の「定期点検チェック表」だけでなく、ステーション近隣の目標建物や避難場所のわかる地図を作成するなど、誰が見てもすぐわかるよう内容を工夫します。

2）具体的な行動を記載する

　漠然としたマニュアルではスタッフ一人ひとりが自律的に動くことができません。本書にある定期点検チェック表をもとに、スタッフの行動を具体的にマニュアルに書いておくとよいでしょう。また、災害時の動きを各自がシミュレーションする機会をつくることも効果的です。

　作成にあたっては、自ステーションで近年経験した災害対応を振り返り、望ましい対応について繰り返し意見交換することにより、自ステーションで起こりやすい課題とその解決策が共有でき、それをマニュアルに反映していきます。

3）利用者への教育をセットで

　災害が起こると、利用者宅に訪問したくてもできない事態が起こります。そこで、災害時の備えや対応を、利用者や家族が理解し、3日間は自立して生活できるように、日頃から訪問看護でかかわることが大切です。

4）地域の情報を収集し反映する

　市町村に相談し、防災マップや地域防災計画などを入手します。また、医師、ケアマネジャー、各種介護保険・障害関係事業者、行政、消防署、電力会社、ガス会社、民生委員等の他機関と連携できるよう、場所や各機関の特徴などを把握しておきましょう。

4　マニュアル完成後

1）マニュアルの保管場所を決める

　訪問看護ステーションでは、各々のスタッフが日々多忙なスケジュールの中で仕事をしています。突然の事態に備えるためのマニュアルがどこにあるのか、スタッフ全員が把握できるようにしておきます。ICTを取り入れているステーションであれば、タブレット端末にマニュアルを保存しておくことも検討しましょう。

第3章

1　マニュアルの作成

71

表 3-1　マニュアルの点検・確認計画の例

頻度	マニュアル	頻度	マニュアル
1回／年	①設備の定期点検 ②設備・備品の耐震性の点検 ③危険物の点検 □利用者用情報共有ツール	日常的に	⑧スタッフの緊急連絡先および緊急連絡網 ⑩災害時の指揮系統および役割分担 ⑪災害発生時　スタッフの役割分担 ⑫安否確認表
1回／6カ月	④ライフラインの点検 ⑤通信機器・乗り物 ⑥備蓄品の点検（非常用品） ⑦災害時外部連絡先リスト ⑨スタッフへの防災対策		
1回／3カ月	⑥備蓄品の点検（看護用品） ⑯訪問時の持参品　確認表	毎日	・パソコン内データのバックアップ ・携帯電話の充電 ・車両の整備、給油

2）スタッフ教育を継続する

　災害はいつ発生するかわかりません。スタッフ全員がいつでも災害対応ができるように準備する必要があります。災害対応のシミュレーションや定期的なマニュアル修正、新人スタッフへの教育を継続して行えるよう、年間研修計画に予定します。また、施設や設備点検も年間計画に入れ、時期を決めて行うようにすることで、日常的に災害対応にかかわるスタッフ教育とステーションでの準備が可能となります。

3）適切に修正を行う

　訪問看護ステーションの利用者は入れ替わりが激しいため、たとえば災害時の安否確認対象者リストは1年も経つとほとんど役に立ちません。また、地域資源の入れ替わりが相当あると考えられるため、**表 3-1**「マニュアルの点検・確認計画の例」を参考に、頻度を決めて修正を行い、常に使えるマニュアルに整えます。

　最も効率的かつ効果的なのは、ステーションでルールをつくり、日常業務の中で行うことです。マニュアル修正も年間研修計画に含めて、忘れず行える仕組みづくりをしましょう。

第 3 章　災害対策マニュアルの作成とスタッフの教育・訓練

2 スタッフの教育・訓練

1 スタッフの教育・訓練のポイント

　　災害発生時は急激な環境変化のため誰もが異常な心理状態となり、通常ならできることができなくなります。そうした場面で適切な対応ができるよう、日頃から防災・減災対策の必要性や災害時の役割分担について話し合い、スタッフ一人ひとりが冷静に行動するための防災教育・訓練が必要となります。誰しもいつ起こるかわからない災害に備える時間をとるよりは、目の前の訪問を優先してしまいがちですが、災害発生時にタイムリーな動きをとれるようにするには、平常時からスタッフがタイムリーな動きをイメージできるように訓練しておくことが、重要なポイントです。

2 日頃からの準備がすべて

　　災害時の訪問看護ステーションの役割の一つは、ステーション一丸となって一日も早く通常業務を取り戻すことです。そこで重要となるのは、日頃からの準備です。

　　東日本大震災の時に東京ディズニーランドのスタッフが適切に行動できたことは有名ですが、まさに「日頃からやっていたからこそ、いざという時に対応できた」例として記憶に新しいところです。スタッフの研修で目指したいのは、スタッフ一人ひとりが防災・減災について理解するとともに、災害時の自分自身の動きを想定し、災害時に効果的な動きができるよう、日頃から災害対策に関心を寄せる仕組みをつくるとともに、必要な準備を整えておくことです。日頃からの準備がすべてといっても過言ではありません。これが一日も早い通常業務を取り戻すとともに、ステーションの長期的な存続や発展にもつながります。

3 研修・訓練内容をスタッフと検討する

　　スタッフへの研修・訓練の内容を表3-2 に示します。それぞれの項目の詳細は本書を参考に、自ステーションに必要な項目や情報を選ぶとよいでしょう。たとえば医療器具装着者の多いステーションでは発電機の準備や電力会社との密な連携が必要になるので、緊急連絡先にはそれに関連した連絡先を充実させておく

表3-2 スタッフへの防災研修・訓練の内容

①情報収集・発信訓練	利用者の安否確認
	スタッフの安否確認
	外部との連絡方法の確認
	通信機器の確認
②避難訓練	避難経路
	避難方法
	連絡先
	連絡方法
③防火訓練	消火訓練
	防火設備の点検
④設備・機器の点検	転倒落下防止策
	ライフラインの点検
⑤備蓄用品の確認	非常用品の点検
	訪問看護・救急医療用品の点検
	救援物資の点検
⑥利用者のケア提供	ライフライン途絶時のケア提供
	訪問時持参品の確認
⑦外部機関との連携	連携内容の確認
	連絡方法の確認

必要があります。

　こうした研修・訓練の内容を管理者だけで考えるのではなく、スタッフと一緒に検討することが、最も効果的です。

4 教育方法の実際

1) マニュアル作成と教育を一緒に行う

　「スタッフと一緒に研修や訓練内容を考えることが大事であることはわかったけど、どのように行えばよい？」と悩む管理者も多いと思われます。また、本書をスタッフと一緒に読み合わせても、自ステーションにとって何が大事なのかポイントがつかみにくい、ということもあるでしょう。そこで「マニュアル作成と教育をセットで行う」ようにしながら、マニュアルを完成させましょう。目指すのは、「早期に日常業務を取り戻す」ためにそれぞれの訪問看護ステーションで必要なことが整理できることです。

　具体的には、本書の「災害対策マニュアル〈様式例〉」やチェックリストに沿って、スタッフ自身が災害対応をどのように考えるのか、グループワークで意見交換します。たとえば、「スタッフの安否確認の方法をどうするか」「外部との連絡

方法をどうするか」「避難経路は確認できているか」「地形をふまえた避難方法が確認できているか」などです。

　すると、自分が所属する訪問看護ステーションに合った対応をスタッフ自身が考えることになり、またとないスタッフ教育の機会となります。管理者は教育の必要性を十分理解したうえで、年間研修計画に組み込むなどし、継続して取り組める体制をつくります。

2）スタッフ教育・訓練を継続する

　災害対策の準備をする時間は決して無駄な時間ではありません。とにかくまずは、短時間でも時間をつくって継続してみましょう。どこからでも興味をもったところから始めてみる、本書の1ページ目から順に取り組むなどもよいでしょう。

5　研修用ツール「災害対策教育プログラム」と「災害対応力強化シート」

　スタッフ教育に活用できるツールを紹介します。「災害対策教育プログラム」（→「資料I」参照）は、本書の『災害対策マニュアル』に書かれている基本的な内容を6回に分けて学び、実践できることを目的とした教育ツールであり、西宮市災害危機管理局の担当者と一緒に作成したものを本書用に一部改変したものです。

　また、「災害対応力強化シート」（→「資料II」参照）は、台風や地震など発災時の動きをスタッフ自身が振り返り、どう動くのがより効果的だったのか意見交換を行うためのツールです。

　いずれも取り組みやすく、研修効果が期待できるツールです。これらのツール

コラム　スタッフ教育・研修の例

　私のステーションでは、月1回の事例検討前の15分、災害対策について確認する機会をもつようにしています。目標は「スタッフ自身が災害によるリスクを把握し必要な対応をとる」「スタッフは災害等の緊急時は自分と家族の安全確保後、ステーションに安否を報告し順次参集できる」ことです。最初は「何のことだかさっぱり馴染みがない」という反応をしていたスタッフでしたが、繰り返し続けることで災害対策のイメージがつくようになり、災害時の安否情報の発信などが適切にできるようになってきました。すると管理者は素早く次の一手を打つことができます。また、台風の後などには「振り返り」をスタッフに促し、タイムリーな意見交換を心がけています。スタッフからは、「よいタイミングで振り返りができたので、次に活かせそう」という意見が挙がっています。こうした取り組みを継続することが、災害発生時の対応力向上につながっています。スタッフ教育・研修は、「定期的に」「タイムリーに」行うことが大事なようです。

（山﨑和代）

を活用して研修を継続的に行い、自ステーションの地域特性にあった災害対策を検討しましょう。

❶「災害対策教育プログラム」による研修

●「災害対策教育プログラム」を使った研修のメリット

・研修でマニュアルの内容の確認を行う　⇒内容の定着、内容の検証・見直しができる。

・研修で「足りないところはないか」の視点で考える　⇒これをもとにマニュアル内容を追加・修正、更新できる。

・研修を定期的に行う　⇒マニュアルの見直しが定期的にできる。

●役割

管理者：災害対策を基本的に理解したうえで、進行役になる（管理者以外に進行役を担うスタッフを決めてもよい）。

スタッフ：災害対策の基本を理解する姿勢をもち、積極的に研修に参加する。

●進め方の概要とポイント

　ここでは、「第1回　情報発信・発信訓練」（**図3-1**）の進め方を例示します。

①3〜5人のグループを作る。（1分）

②全体進行役は「覚えておくこと」を読み上げ、訓練の目標を共有する。（1分）

＜ポイント＞

　このプログラムは、災害対策マニュアル作成の意義や日頃の備えについて、スタッフ自身が自分事として考えるとともに、利用者にも備えを勧める災害対策リテラシーを高める役割ももっていることを念頭に、研修を進める。

③進行役は番号と項目に沿って「内容」を読み上げ、ポイントを伝える。

＜例＞ALS、人工呼吸器装着者の安否確認は保健所にも連絡する、等。

④その後、実際に「訓練」を行う。（10〜30分。回によりかかる時間は異なる）

⑤すべての訓練終了後、グループで意見交換を行う。内容を発表し共有する。（5〜10分）

⑥最後に、備考欄に感想を各自が記入する。（1分）

⑦管理者、災害対策マニュアル担当者は、意見交換した内容を活かし、チェックシートを書き換えるなどし、「災害対策マニュアル」を適宜修正・更新する。

⑧次回の研修時に、修正した箇所を周知する。

❷「災害対応力強化シート」による研修

　「災害対応力強化シート」は、台風や地震など発災時の動きをスタッフ自身が振り返り、どう動くのがより効果的だったのか意見交換を行うためのツールです。振り返りをタイムリーに行い、スタッフから出たさまざまな意見を共有し積み上げ、スタッフにフィードバックして対応力強化につなげるとともに、自ステーショ

図 3-1　災害対策教育プログラム

【第 1 回】情報収集・発信訓練						
				実施日：		
覚えておくこと！	災害時には、まずスタッフの安否と事業所の被災状況を確認します。					
	必携防災カードはいつも見られるように携帯します。 また、年 1 回は自分の役割や連絡先の確認など、情報の更新をしておきます。					
	その後、速やかにすべての利用者の安否を確認します。安否確認用の利用者リストを準備しておきます。					
	外部との連絡が慌てずとれるよう普段から連絡先リストを用意し、スマートフォン、携帯電話やFAX などに登録しておきます。また、通信機器が問題なく動くための準備をしておきます。					
番号	項目	内容	［訓練］	チェック	［確認］	チェック
①	スタッフの安否確認	最もよいのは、発災直後にスタッフがメールで連絡を入れると決めることです。	皆で緊急時連絡用のグループを作成して、情報発信、受信してみましょう。			
		災害時には、電話より、メール・SNS がつながりやすいです。 緊急時連絡用のグループや、あらかじめ決めたアドレスを登録しておき、すぐに送れるようにします。				
		メールにはいつ参集するかを書きましょう。	届いたメールを皆で確認しましょう。			
②	利用者の安否確認	参集した者から順に安否確認に走ります。 安否確認表に状況を書いて行きます。	マニュアル「⑫安否確認表」を 1 枚コピーし、1 行だけ実際に書き込んでみましょう。		マニュアル「⑩災害発生時の指揮系統および役割分担」「⑪災害発生時　スタッフの役割分担」の時点修正	
		災害の規模が小さい場合は、電話連絡を試みるとよいでしょう。				
④	通信機器の確認	はありますか？ ラジオ用電池はありますか？ 地域の防災ネットに登録しましょう。 災害伝言ダイヤルの使い方を確認し、使えるようにしておきましょう。	FM 局等を受信してみましょう。			
			スマートフォンや携帯電話の簡易充電器を使ってみましょう。		スマートフォン・携帯電話の簡易充電器を買い足す。	
感想：備考等				記入した人		

ンの「災害対策マニュアル」に反映させます。

● **「災害対応力強化シート」を使った研修のメリット**

・体験を共有し、次の行動に活かすことができる　⇒対応力の強化

・話し合った内容をもとに、「災害対策マニュアル」の内容を再確認でき、足りない部分を追加できる。

・繰り返し行うことにより、ステーションの地域特性にあったマニュアルに進化させていくことができる。

● **準備**

・10 ～ 15 分あればできるので、災害が起こった後、タイムリーに行う。

・シートには、研修（意見交換）の目的を明示する（台風通過後の例・**図 3-2**）。

● **進め方の概要**

① 3 ～ 5 人のグループを作る。（1 分）

図 3-2　災害対応力強化シート：台風通過後の例

災害対応力強化シート

大規模な台風被害が想定される場合の動きについて

先日の台風〇号の被害は相当でしたね。下記について取り組みましょう。
必要な時間は 10 分程度です（自分で考えて書く 3 分、意見交換 7 分程度）。

● 「次に起こった時にスムーズに対応できる」準備をこのタイミングでやりましょう！

1. 停電が数日間にもわたり起こることは想定していませんでした。どのような準備や対応が必要だったか意見交換しましょう。
2. 災害時要援護者への安否確認にも課題を残しました。利用者さんにはどのようなセルフケア教育が日頃から必要か、意見交換しましょう。
3. 次に活かせるよう下の表に書き足してみましょう。
4. 自分で考え、意見交換することで「日頃の意識向上」と「対応力強化」を図ります。

1. 停電に備えた事業所内での準備は？

2. 利用者さんのセルフケア能力向上に向け、私たちがすべきことは？

3. 地域の中での連携、協力体制の構築は？

4. 台風通過が休業日（日曜日）だったらどう行動したらよいでしょう？

---

②進行役は、研修の目標を説明し全体で共有する。（1 分）

＜例＞

・集中豪雨で訪問にも支障が出ましたが、困ったこと、とった対策、不足していた情報など、気づいたことを意見交換し、次に起こった時に対応ができるようにしておきましょう。

③単独ワーク（1 〜 2 分）後、グループで意見交換。

④内容を発表して共有する。（5 〜 8 分）

⑤最後に感想、備考欄を各自が記入する。（1 分）

⑥管理者、災害対策マニュアル担当者は、意見交換した内容を活かし、チェックシートを書き換えるなどし、「災害対策マニュアル」を適宜修正・更新する。

⑦次回研修時、修正した箇所を周知する。

●実際の意見交換・検討例

　台風通過後に、図 3-2 の「災害対応力強化シート」をもとに意見交換を行った結果を、**表 3-3** に示します。

　「見直すべき」として出た意見は、①セルフケア能力を高める支援力向上の方法、②現存の災害対策ルール、③地域での連携・協力体制（事業所をまたぐ安否確認

表3-3 「災害対応力強化シート」の活用例（台風通過後の意見交換）

	起こったこと	意見	対応
セルフケア関連	ギャッジが上がったままになっているので、床に寝かせてほしいとの連絡に対応	利用者一人ひとりと減災方法を話し合い、その内容を利用者用災害対策マニュアルに残し更新できる仕組みをつくる	スタッフが手立ての知識を増やすためのヒントを「訪問看護たより（月1回発行のスタッフ向け文書）」に掲載してはどうか
	独居で在宅酸素および認知症の人の安否が気がかり、停電期間も長かった	普段からのセルフケア能力を高める支援が必要と痛感、それをどうやっていくか	
	認知症の人が4日間停電後の冷蔵庫内のものを食べようとしていた	バッテリーのある器具の使用	
	停電⇒断水により、水道水が飲めず脱水となった人あり	停電に備え酸素ボンベを準備できているかの確認	
	電気を使う用品の災害時の準備が不十分だったので問い合わせあり⇒エアマット、ベッド、酸素ボンベ、吸引器	エアマットのエア抜き方法（停電時は最大に膨らむため）	
ルールの見直し関連	安否確認の電話に関して、利用者から「あそこからはあった、そちらからはなかった」との声あり	安否確認できるよう名簿や優先順位がわかるものを準備・更新	災害対策として当然できているべきことができていなかったので、事業所で徹底する。事業所でルールを決め、スタッフに周知しておく
	訪問するかしないかの判断基準を求めるスタッフの声あり	携行充電器の準備（個人用と事業所用）	
		研修キットを使った災害対策の教育の徹底（しばらくサボっていた）	
地域での連携・協力体制	人工呼吸器装着者には保健所から確認があった様子	安否確認について事業所をまたぐ役割分担、他事業所との情報共有の手段なし	ここは、ステーションだけではどうこうできないところ。地域資源の活用についての視点をもち、ステーションがそこの仕組みづくりにかかわったり加わったりしていくことが大事
	利用者は避難指示や避難勧告などの意味がわかっていない	災害時要援護者の支援者をどう確保するか	
		停電だと電話が通じない。安否確認は訪問にて行うかどうか	
		避難場所に行けない人もいる	
多数意見	・台風が来るとわかっている状況は地震と異なる ・阪神・淡路大震災では電気は2～3日で復旧したので、それ以上の停電があることは予測していなかった ・訪問は計画的に準備・対応できたが、準備の不十分さがわかった		

の役割分担や他事業所との情報共有の手段、停電時の安否確認方法など）の確認、です。現在、②現存の災害対策ルールの見直しに着手しています。

このように、「災害対応力強化シート」をスタッフ教育・訓練に活用することにより、災害対策マニュアルの見直しにつながります。

第 3 章　災害対策マニュアルの作成とスタッフ教育・訓練

3 訪問看護ステーション連絡協議会等による災害訓練
：東京都訪問看護ステーション協会を例に

　昨今は大きな災害が多く発生し、被害状況も深刻な場合が少なくありません。また、過去の災害からみて、同じような災害はあっても全く同じ災害はあり得ません。私たちは、"災害は明日起きるかも"を常に自覚し、過去の災害から学び、いつでも災害が起きた場合を想定して備えておくことが重要です。

　東京都訪問看護ステーション協会（以下、ステーション協会）では、組織として「災害対策委員会」を設置し、活動しています。災害の備えとして、災害マニュアルの作成をはじめ、それぞれ地域の実情に応じた対策を各ステーションが準備しておくための啓発活動を行っています。また、地域で災害対策の取り組みを行うには、個々のステーションだけでは対応が困難な事態も生じます。ステーション協会が中心となって事前に協定を結べるように申し入れるなど、組織としての役割に対応していくことや、組織だからこそできる対策に今後も取り組んでいくことが重要と考えます。

　ステーション協会の災害対策活動である「災害派遣支援訓練」を以下に紹介します。

1　組織として災害対策に取り組む目的

　ステーション協会が災害対策を行う大きな目的の一つには、いつでも災害が起きた時に個々のステーションが落ち着いて行動できるように準備しておくことにより、発災時には速やかに初動がとれる体制を整備し、災害時でも応用の効く訪問看護が展開できることを目指しています。

　また、災害時でも訪問看護ステーションの機能を失うことなく事業が継続できるために、BCP（事業継続計画）を作成および見直しすることを目指しています。

　もう一つは常に「啓蒙・啓発」です。今日にでも起こるかもしれない災害を意識下におき、日々の訪問看護を行うことが発災時の動きにつながります。

2　「災害派遣支援訓練」の実際

　ステーション協会では「災害派遣支援訓練」を、毎年秋に実施しています。本訓練はすべて、次のような仮定の設定で行います。

　"東京都のある地域に災害が起きた"と仮定します。まず、"その地域にある

被災ステーションの被災状況"とともに、"被災したことでステーションの機能が果たせず、利用者の安否確認もできない状態にある"と設定します。"他の地域にある災害に強いステーションから支援に入ってもらいたいという連絡に対し、本部機能をもつステーション協会から支援に入れるステーションに連絡し、支援派遣する"という設定です **(表3-4・3-5)**。

　災害が起きた時、自分たちを取り巻く状況は、どういう状況になり、どういう問題が生じ、どのように対応すればよいのかなど、思いつく限りの災害状況をイ

表3-4　災害支援派遣要請FAX

会員訪問看護ステーション各位

東京都訪問看護ステーション協会

災害支援　派遣要請（訓練）

下記の様に災害支援派遣を要請します

1. 支援期間	平成　○年　9月1日（土）10時〜16時
2. 活動場所	○　○　訪問看護ステーション
	〒1×3-0000　東京都○○区○○ 3-40-18　○○ビル
	電話 03-××××-××××
3. 人数	20名
4. 現地連絡担当者	①○○　○子　　○○訪問看護ステーション
	090-1432-7296
5. 主な業務	利用者の安否確認　初期対応
6. 交通ルート	JR○○線　××駅徒歩　4分
	地下鉄○○線　○○駅　徒歩7分
	電車再開予定だが、要確認
7. 被災状況	1週間前から雨が続くなか、台風発生で○○川増水・決壊
	○○2丁目と3丁目が床上・床下浸水
	ステーションも床上浸水
	電話はつながりにくい
	停電解除、水道使用可能、ガス使用不可
8. 滞在	寝具提供　無、食事提供　無、保清　清拭
9. 準備するもの	動きやすい服装　靴（長靴？）筆記用具　　マップ
	ヘルメット等非常バッグを各自用意のこと

★当社サイトよりダウンロードできます。目次参照。

表 3-5　災害派遣支援訓練タイムテーブル（例）

日時	事象	担当者	行動
○月○日 7時30分	災害発生	管理者 または 指揮命令者	・自宅の安全が確認でき、ステーションに移動 ・スタッフ・家族の安否確認と情報収集 ・地域の被害状況の確認 ・通信機能もしくは伝言ダイヤルでステーション機能の被害状況を職員や関係機関に連絡 ・行政・地域からの情報収集・連絡スタッフの役割分担を決める
		スタッフ	・自宅・家族の安全が確認できた者はステーションに集合 ・利用者への対応協議 ・災害用物品の点検 ・通信網にて安否確認の実施。できない場合はあらかじめ定めておいた優先順位に沿って訪問し、安否確認作業を行う
		指揮命令者	・不足物資の確認と調達 ・外部協力支援要請の検討
○月○日 9時 14時	支援要請	指揮命令者	・協議会に支援要請
		協会	・要請を受けて支援決定 ・通信手段を用いて必要数を派遣要請
		支援者	・他の地域ステーションから20名集合。自ステーションのスタッフ2名が合流し、災害マニュアル、指針に沿って行動する
		全員	・支援者の情報収集の仕方や行動について検証する ・指揮命令者の動き方について検証する ・安否確認トリアージの検証 ・グループ編成
     16時		協会 支援者・スタッフ	・訪問開始に向けて地域情報、医療情報、通信状況や移動順路確認などを把握し、支援者が必要と判断した災害バッグをもって移動する ・自宅前まで移動し、その場で利用者を仮定した情報シートを開封する。情報シートから模擬訪問を通して安全であるか否か、支援すべきことがあるかなどを検討する。情報シートから把握した内容やそれをどう考えどう行動したか、戸惑いはあったかなどを記録する ・ステーション帰還 ・振り返り・反省会

★当社サイトよりダウンロードできます。目次参照。

　メージし、それに対する行動をもまたイメージして臨むという訓練です。過去の災害対応について学び、それ以外にも想定できることへの対処をイメージしておくことで、災害の経験がなくても具体的な取り組みにつながることを期待しています。

❶目的

1. 災害時には都道府県を越えての支援が必要となりますが、同じ被災県にあるステーションであっても、地域によっては支援できる場合があります。支援できることや支援してもらいたいと考えられる場合のイメージを高め、日頃から災害に対する意識をもち続けることができます。

2. 日常的に訪問していない看護師が、限られた情報から医療的・環境的見地から在宅での生活を維持できるのか否か、できるとしたならば生活を維持するための必要な援助内容を、専門職として判断していくための訓練として位置づけます。

3. 全国のステーションの7割は小規模から中規模のステーションです。災害時における活動再開には、活動できるスタッフ数が限られる場合もあります。地域を違えることで、お互いに支援しあえるステーションとしての関係性をもつことができているならば、もっと早い段階で支援が入ることができ、より早いステーションの活動再開が可能になります。

4. 災害時には地域の実情や、支援を必要としているステーション、必要な支援内容についての情報の収集、または発信することが必要になります。ステーション協会の現組織体制で対応が可能なのか吟味し、ステーション協会として地域のネットワークをつくること、さらには災害時に対応できる組織としてのあり方の検討材料としたいです。

❷方法

被災した地域のあるステーションからの支援要請に対して、支援する側としてどのように対応すればステーションの要請に応えられるのか。また、反対に支援を要請する立場となった場合であれば、求めるものは何か。求められるものは何か。これらを支援者として行動しながら深く考える訓練をします。

❸演出・場面設定

場面設定	イメージすること
仮定した被災設定	**支援要請ステーション** 1. 日頃の地域性を把握します。（防災ハザードマップの活用） 2. 災害時、職員の被害状況および稼働状況をイメージします。 3. 災害状況から支援を受けたいと考える内容を検討します。 4. 支援要請の方法を検討します。 5. 安否確認が必要な利用者リストの作成と情報の集約をします。
	支援者 1. 自ステーションの被害状況を確認します。 2. 派遣協力可能性の有無および派遣人数を検討します。
情報の伝達方法	**支援要請ステーション** 1. 通信回線が利用できるか否かの確認と連絡方法について伝えます。 2. 被災現状はわかりやすくありのままに通知します。 3. 被災前に把握している利用者情報と、そこから考えられる問題を適切に伝えます。
	支援者 1. 利用者の何が問題となるかを適切にとらえるようにします。 2. 必要と考える情報を支援要請ステーションから、もしくはステーション内のどの資料から得るかを考えます。 3. 地域や利用者の住所をマップなどで確認できるようにします。 4. 二次災害や緊急性がある場合の連絡方法についての確認をしておきます。
安否確認出発から利用者宅訪問まで	**支援要請ステーション** 1. 稼働できるスタッフは、支援者と同様に安否確認を行います。 2. 管理者もしくは管理者代行は、本部の指揮命令担当として全体の情報収集に努めます。 3. 本部は地域の行政・医療機関等とつながり、必要な情報の収集や連携に努めます。 4. 本部は安否確認の報告から得られた情報を判断し、必要に応じた援助につなげます。
	支援者 1. 出発前に得られた情報から、安否確認のために必要と考えられる必要物品は自分たちで考え持参します。被災状況から必要物品を多めに準備したいと考えがちですが、移動手段を車と考えるか徒歩と考えるかで、違ってきます。移動しやすいために必要とする物品をコンパクトにするとか、疲労を小さくするなどにも配慮してイメージするのも一つの方法です。

		2. 訪問した時の状況をイメージします。処置などの対応やその場から離れることができない場合など、また途中でアクシデントが生じた場合などは、一人が連絡係となりその場を離れなければならない場合も想定して、原則は2人体制で移動します。
		3. 自分たちにとっても必要なもの（水分・軽食や体温調節用衣服類などの準備、身分証明書）を確認し持参します。
		4. 地図、必要時に磁石、あるいはスマートフォンなど、状況判断に応じて準備します。
		5. 二次災害に注意して移動します。
		6. 往復の行程を利用して地域状況（危険個所や通行止めなど）を確認します。それを本部に報告し地域情報として共有できるようにします。
		7. 利用者宅の状況を確認し、安否確認の記録とします。
		8. 利用者に、今、必要な援助は何か、必要であればその提供方法と提供できたかの確認をします。また、それで終わりではなく、次につなげるため（通常に戻るまで）の提供方法や担当者も確認します。
		9. 利用者には状況と今後の経過について説明し、不安の解消に取り組みます。
報告		**支援要請ステーション**
		1. 利用者一人の安否確認に赴く時、情報の収集方法によっては利用者の状態だけでなく生活状況を含む地域の全体像が明確になります。
		2. 想定していた状況と得られた報告内容から、新たな気づきになり災害時のイメージが広がります。
		3. 提供できた情報がどこまで効果的な対応につながったのかの判断になります。
		4. 本部機能としてのあり方の検討材料になります。
		支援者
		1. 事前に得た情報が、利用者宅での判断に有効な情報なのかについて再考できます。
		2. 地域の被害状況を確認するための有効性について考えることができます。
		3. 地域を歩くことで改めて災害に対する意識をもつことにつながります。
		4. 安否確認途中において、緊急性があった場合の伝達方法の妥当性が確認できます。
		5. 資源が最も少ない中で、被災者が孤立しないためには、何をどうつなげていくかというイメージを高めることができます。

★当社サイトよりダウンロードできます。目次参照。

3 訓練による効果

　災害による被害はさまざまであり、発生時期も規模も予測できません。しかし、災害による被害状況によっては生活上の多くが混乱することは理解でき、そのために訓練が重要であることを知っています。過去に災害を経験した方からの報告に学び、その学びの上に重ねて発災時やそれに対する対応をイメージすることにより、経験に近い効果を得ることができます。

　ステーションで事前に準備しておくことが明確になり、マニュアルに実践的に位置づけることができます。また、訓練は希望者を募って行いますが、参加者はそれぞれ別の地域にあるステーションからの参加なので、それぞれの気づきや地域性を加味した被害の想定を共有できます。

　訓練の結果を自ステーションに持ち帰り、自ステーションでの災害対策の取り組みの幅が広がりに活用できます。災害訓練を通してさらなるネットワークができます。

4 結果

　ステーション協会で災害対策を行うことは、ステーション協会の本部として機能を確認することにもなります。

　日頃から業界組織として防災課や医師会などとつながり、災害時には組織としての対応や役割を明確にしておきます。その結果、発災時には被害状況や地域情報が集約して収集でき、地域の各ステーションに適切に情報発信ができます。たとえば、医療的ケアが多い方の避難先を、事前に保健予防対策課や介護保険課、防災課などと協議しておくことや、緊急車両として優先的にガソリンの確保ができるようにしておくといったことは、それぞれのステーションで個々に対応するには限界があります。本部として事前に申し入れや協定を結ぶことなどにより、組織としてステーションを支えることができます。

　発災時に被災ステーションが何らかの支援を必要とした場合、まず本部に連絡をして本部がそれぞれの部署に支援要請ができるということは、たとえば支援者はどこから何名支援に入れるか、不足する医療物資がどこにあり、投入する方法などは、正確な情報としての価値が高く、また災害時の対応が速やかになります。

第4章

利用者への事前対策の支援：
医療依存度の高い利用者を中心に

第 4 章　利用者への事前対策の支援：医療依存度の高い利用者を中心に

1 セルフケア能力の向上のための視点とツール

1　利用者のセルフケア能力の向上

　災害時には、訪問看護師が訪問できなかったり、発災後数日は、支援の手や物資が届かなかったりすることを想定し、**3日間は、利用者・家族だけで生活ができることを目標**に日頃から利用者や家族のセルフケア能力を高めるような支援を行うことが必要です。

　利用者が、3日間自立した生活を送ることができることで、災害発生時に訪問看護師も慌てることなく状況を整理し、関係他機関と連携しながら効率的に訪問することが可能になります。

　セルフケア能力を高める視点として、次の点が挙げられます。

①**基本的な防災対策**

②**協力体制・ネットワークづくり**

・連絡先リストづくり

・主治医や行政、民生委員や近隣の人との連携

・後方支援ベッドの確保

③**医療・ケアの継続**

・予備の医薬品や物品の備蓄

・医療・ケア処置などの器具管理全般

・疾患等にかかわる基本情報の共有ツールの作成

・停電に備えた対策

2　基本的な防災対策

　基本的な防災対策について、**表4-1** のような「防災対策チェックリスト」を作成し、利用者・家族とともに毎年1回、使用期限も含めて確認を行うことで、防災対策の意識づけを行いましょう。

●**自宅の防災対策**

　防災対策として、利用者のベッド周りには物を積み上げない、家具は固定する、ガラスの飛散防止として窓ガラスにフィルムを貼る、火元周辺を整理するなど、災害時の危険や被害の度合いを少なくするよう、日頃から環境整備に心がけるこ

表4-1 「防災対策チェックリスト」(例)

●日頃からの備え

	項目	確認年月日	確認者	確認年月日	確認者	確認年月日	確認者
住環境	・背の高い家具は固定する	/ /		/ /		/ /	
	・ベッド上方に掛けてある額縁などを外す、またはほかへ移す	/ /		/ /		/ /	
	・ベッドの周りに物を積み上げない	/ /		/ /		/ /	
	・ガラスの飛散防止として窓ガラスにフィルムを貼る	/ /		/ /		/ /	
	・火元周辺を整理する	/ /		/ /		/ /	
	・玄関など出入り口に物を積み上げない	/ /		/ /		/ /	
避難場所	・地方公共団体で設けている広域避難場所を確認する	/ /		/ /		/ /	
地域環境	・ハザードマップを確認する	/ /		/ /		/ /	
	・山すそ、急傾斜地では崖崩れ、埋立て地や河川沿いの地域では液状化現象、海岸地域では津波に注意するなど、住宅周辺の地理的環境を確認する	/ /		/ /		/ /	
連絡先	・関係各所の連絡先を確認する（災害時には、訪問看護ステーションへ安否を連絡しましょう）	/ /		/ /		/ /	
	・災害伝言ダイヤルの使用方法を覚えておく	/ /		/ /		/ /	
セルフケア	・日頃から管理・準備しておく＊膀胱留置カテーテルや経管栄養チューブが抜けた場合の対処方法	/ /		/ /		/ /	
	＊停電時など災害時の電源確保の方法	/ /		/ /		/ /	
	＊予備のカテーテル、カニューレ、パウチ、インスリン、針の確保および使用期限の確認	/ /		/ /		/ /	
	・情報共有ツール（「安心カード」や「医療ケアシート」など）の活用により、受療機関の確保の準備を行い、1年に1回内容を確認する	/ /		/ /		/ /	
	・避難先に携帯する物品を1年に1回確認する	/ /		/ /		/ /	

★当社サイトよりダウンロードできます。目次参照。

(つづく)

（表 4-1 つづき）

協力体制	・民生委員や町内会長、近隣の協力を得られるよう連絡先を確認する	/ /		/ /		/ /	
	・家族だけでなく親戚や近隣の協力者にも介助について理解を得ておく	/ /		/ /		/ /	
非常時用の備蓄	・3 日間は自力でもちこたえられるように備える	/ /		/ /		/ /	
	＊水は 1 人 1 日 3 Ｌが目安で、3 日で 9 Ｌを用意する（給水用に空のペットボトルも用意する）	/ /		/ /		/ /	
	＊非常食は、エネルギー源になるもの、軽くて小さいもの、保存のきくもの、調理のいらないものなどを準備し、消費期限の確認を行う	/ /		/ /		/ /	
	＊経管栄養の場合は、缶入りやパック包装など、そのまま使用できるものを用意する	/ /		/ /		/ /	
	＊常用薬は、3 〜 5 日程度の余裕をもって準備する	/ /		/ /		/ /	

●災害が起きたら

震災時	・地震が起きたらまず手近の座布団、毛布などで頭を保護し、家具や戸棚から離れる	/ /		/ /		/ /	
	・照明器具などの落下から身を守るため、机やテーブルの下などにもぐる	/ /		/ /		/ /	
	・ゆれが収まるまでその場に止まる	/ /		/ /		/ /	
出口	・窓や戸を開けて出口を確保する	/ /		/ /		/ /	
	・窓や戸口が開かなくなったら、たたき割って出口を確保する	/ /		/ /		/ /	
火の始末	・ガス漏れに注意し、元栓を閉める	/ /		/ /		/ /	
	・油が流れ出している場合には、濡れた布などで覆って着火を防ぐ	/ /		/ /		/ /	
電気	・停電した場合、電気の再供給に備えて電気器具はコンセントから抜き、ブレーカーを切っておく	/ /		/ /		/ /	
	・停電しなかった場合は、電気製品のプラグが抜けていないか点検する	/ /		/ /		/ /	

とを説明します。

●避難場所の把握

　利用者・家族はもちろん、訪問看護師も最寄りの避難場所を把握しておくことが必要です。

●セルフケア

　医療処置を有する利用者においては、日頃から器具の管理指導や物品の準備（3日分）の確認をしておく必要があります。

　情報共有ツール（「安心カード」「医療ケアシート」〈→ 92 〜 113 頁〉）は、1年に1回内容を確認するとともに、災害時には必ず避難先へ携帯するように伝えます。

●非常時用の備蓄

　大震災では、緊急物資が届き始めるのは、震災後3日目頃からです。3日間は利用者・家族が自力で持ちこたえられるよう備えておく必要があります。

　水は1人1日3L が目安で、3日分では9L 必要となります。非常食としては、エネルギー源になる、軽くて小さい、保存がきく、調理がいらないなどの条件を満たすものを準備しておくことが必要です。経管栄養の場合は、缶入りやパック包装などそのまま使用できるものを用意しておきます。また、常用薬の準備も必要です。

3　協力体制・ネットワークづくり

　訪問看護の利用者は、自分で避難することができない人が多いため、普段から地域の民生委員や近隣住民とのかかわりをもち、災害時対応について情報をやり取りし、協力を得られるよう体制を整えていくことが必要です。

　医療依存度が高ければ高いほど、人の手やサービスが入り、孤立することなく支援を受けることが可能です。一方、ADL が自立している認知症や精神疾患の利用者、重度障がいの利用者、独居の方は、かえって支援が届きにくく、避難所へも行けない場合があります。このように疾患による制約や SOS を発信できにくい方々を支援する協力体制を考えておくことが必要であり、日頃から情報を共有しておくことが大切です。

　医療依存度が高く、避難所への避難が困難な場合は、入院が必要となることもあります。事前に後方支援病院を決めておき、災害時の対応について話し合っておく必要があります。

　精神疾患などの場合は保健師だけでなく、計画相談員、障害福祉職とも連携しやすい関係を築いておきましょう。

　小児は医療物品のサイズなど特有のものが必要になる場合があるので、日頃から災害時の対応について話をしておきましょう。

表 4-2　連絡先リスト（例）

連絡先	電話番号	備考
△△　一男	△△－○○○○	長男
○○　花子	○○－○○○○	長女
◎◎　医師	○○－△△△△	○○病院内科
○藤○子ケアマネ	△△－××○○	△△介護支援センター
◎◎訪問看護ステーション	○○－××○○	担当　○田○子
○○　太郎さん	○○－△△○○	民生委員
△△　次郎さん	△△－○○△△	町内会長

●利用者用「災害時の緊急連絡先、および関係者連絡先リスト」の作成

　災害時の緊急連絡先および関係者（困った時に助けてくれる人）連絡先リスト（表 4-2）を各家庭で作成し、わかりやすい場所に置いておきます。

　緊急連絡先は第 1 のみではなく、第 3 ぐらいまで把握しておくとよいでしょう。

4　医療・ケア継続のための「情報共有ツール」と停電対策

　災害時には、訪問看護師が訪問できないことや他機関との連携不足などで避難所に避難しても情報共有がスムースにいかない可能性があります。利用者の基本情報として名前や病名、関係機関などをまとめた「情報共有ツール」（例：「安心カード」）を作成しておきます。利用者が移動するときに、必ず持参することで、いつどこにいても情報が伝達・共有され、速やかな対応が図られます。

　また、医療依存度の高い利用者においては、より個別的な情報共有が必要であり、災害時であっても医療やケアが継続できなければなりません。災害時には 3 日間程度、利用者と家族のみで医療・ケアを行う可能性も想定して、訪問看護師は、日頃から機器や器具の取り扱いについて説明しておくとともに、3 日間足り得る備品の準備を意識づけておくことも大切です。

●基本情報共有ツール「安心カード」の作成（→ 94・95 頁）

　全利用者に作成し、利用者の基本情報、関係機関・避難場所・緊急連絡先・心身の状態などを記入します。避難時に携帯してもらうことで、避難所での情報共有や必要な情報を関係機関に問い合わせることが可能になります。薬剤情報なども一緒に入れておくことで、利用者の状態把握に役立ちます。

●「防災対策チェックリスト」の作成（88〜91頁）

　医療機器を使用している利用者や医療処置が必要な利用者においては、災害時に3日間自立した生活ができるよう、日頃からの防災対策（一部、災害直後の確認事項を含む）として、環境整備や必要事項の確認、備品準備などを「チェックリスト」としてまとめ、意識づけのため、年1回確認を行います。

●医療情報共有ツール「医療ケアシート」の作成（96〜113頁）

　医療機器を使用している利用者や医療処置が必要な利用者においては、それぞれの利用者の個別の設定条件や物品の種類、サイズなど誰が見てもわかるようにまとめ、医療・ケアの継続ができるようにしましょう。

　利用開始時に作成し（途中で開始された医療処置については、新たに作成）、基本の情報共有ツール「安心カード」と一緒にしておき、避難の際には必ず携帯するように伝えましょう。また、「安心カード」の内容確認の際には、一緒に「医療ケアシート」の内容も確認・更新していきます。

●停電対策

　福祉用具や医療機器を使用している場合は、家族に停電対策について説明し、理解をしてもらい、実際に操作ができるように支援しましょう**（表4-3）**。

表4-3　利用者・家族への停電対策の例

ベッド	電動ベッドは、ピンをはずし、フラットにすることが可能なので、その方法を確認する
エアーマット	空気の抜ける時間、消失する機能を確認する 停電になった場合は、エアーホースを折り曲げて、紐で折り曲げた付近をしっかり止めることができる
人工呼吸器	内部バッテリーの時間の確認を確認する 外部バッテリーの時間の確認を確認する 発電機・インバーターの準備ができる（使い方の確認） アンビューバッグが使用できる
酸素濃縮器	バッテリーを確認する 酸素ボンベへの切り替えができる 発電機・インバーターの準備ができる（使い方の確認）
吸引機	バッテリーを確認する 50cc注射器と吸引チューブの準備ができる（使い方の確認） 足踏み式・手押し式吸引機の準備ができる（使い方の確認）

第 4 章　利用者への事前対策の支援：医療依存度の高い利用者を中心に

2 情報共有ツールの例

1　利用者の基本情報：「安心カード」

❶目的

　利用者が避難先でも的確な医療・ケアが受けられるように、基本情報をいつでも持ち出せる形にまとめておきます。災害時に非難先に携帯することで、避難先の支援者と情報を共有することができます。

❷保管方法（例）

A4サイズ：本人や家族に「安心カード」の意図、使用方法などを説明し、ファイルに入れて、ベッドサイドなど、すぐ持ち出せる場所につるしておきます。

ハガキサイズ（縮小版）：利用者が保険証やお薬手帳と一緒に保管できるようにします。

控え（コピー）：ステーションに控えを保管し、必要時はステーション内でも確認できるようにします。

❸確認・更新方法（例）

　「安心カード」の所在の確認は、毎月の保険証確認とともに行います。

　記載内容の点検・更新は、半年を目安に定期的に行います。まずは、ステーションに保管してある「控え」を確認し、追加・修正があれば更新を行います。訪問時に、利用者宅の「安心カード」の更新を行います。

コラム　「安心カード」作成時の経緯

　2011年3月の東日本大震災は、災害の恐怖を感じるとともに、その時自分たちに何ができるのかを考える機会になりました。災害時には看護師が、必ず利用者宅に訪問できるわけではなく、利用者それぞれが避難をし、生き延びる方法を考えなければならないと感じ、利用者向けのマニュアルとして、「安心カード」を作成しました。利用者本人に係る情報を一枚に盛り込み、これさえ持っていれば、避難所でも支援者の間で情報が共有されることを期待して作成しました。お薬情報も入れ、現在の内服状況もわかるようにしました。　　　　　　（黒田たまき）

安心カード
※このカードは、災害発生時に必ず持参してください

救急車・消防119	警察110	災害伝言ダイヤル171

ふりがな 氏 名	男・女	明治・大正・昭和・平成・令和 年 月 日（ 才）
住 所	☎	

関係機関

医療機関／主治医：	☎
かかりつけ薬局：	☎
訪問看護ステーション：	☎
居宅介護支援事業所： 担当介護支援専門員：	☎
入院する際の病院：	☎
	☎

避難場所

第一避難所：	第二避難所：

緊急連絡先

① （続柄 ） ☎	② （続柄 ） ☎

心身の状態

血液型	A・B・O・AB 型　Rh（＋・－）	アレルギー	□なし　□あり（ 　 ）
病 名		要介護度：	※薬剤情報裏面
医療 ケア	□あり➡□人工呼吸器　　□在宅酸素　□人工透析等　□インスリン 　　　　□高カロリー輸液　□人工肛門・人工膀胱・チューブ挿入等 　　　　□経管栄養　　　□尿道カテーテル　□気管切開　□吸引 □なし　□その他（ 　　　　　　　　　　　 ）※裏面に詳細情報		
身体 機能	視力障害　　□なし　□あり　　聴力障害　□なし　□あり		
	眼鏡□なし　□あり　義歯□なし　□あり　補聴器□なし　□あり		
	会話／理解能力□通常会話可能　□支援があれば可能　□介護者が必要		
	食事□自立　□一部介助　□全介助◇通常食　◇粥・きざみ食　◇流動食		
	排泄□自立　□一部介助　□全介助◇トイレ　◇ポータブルトイレ　◇おむつ		
	移動□自立　□一部介助　□全介助◇杖等　◇車いす　◇歩行器　◇バギー車		
	特記 事項	エアマット（不要・要）	

年 月 日 作成・更新　　○○訪問看護ステーション

★当社サイトよりダウンロードできます。目次参照。

2　人工呼吸器を使用している利用者

❶支援のポイント

　人工呼吸器のアラームによって不安が増します。落ち着いて冷静に行動するよう説明しておきます。

　停電の場合は人工呼吸器を内部バッテリーに切り替えます。予備のバッテリーも準備しておきます。

　人工呼吸器の内部バッテリーは通常8時間程度の連続使用が可能ですが、酸素や吸入器の場合は内部バッテリーが期待できません。自動車のシガーライターケーブルや発電機（人工呼吸器とつなぐことは推奨されていない。使用を考える際は、必ず主治医・人工呼吸器取扱事業者に確認する）、足踏み式吸引器の準備をしておきます。

　すぐに駆け付けてくれる協力者と普段から情報交換をしておきましょう。

●セルフケアの目標[1]

・関係機関に連絡がとれるように連絡先一覧を提示しておき、必要時には連絡できる

・アラームに対処できる（アラームの原因がわかる）

・アンビューバッグが使用できる

・回路の交換ができる

・内部バッテリーの駆動時間がわかる

・外部バッテリーへの接続ができる

・呼吸器に関係する物品を呼吸器に近い場所にまとめておくことができる

・気管カニューレ・口腔内から吸引できる

・足踏み式吸引器を使用できる

❷チェックシート

●日頃からの確認事項（防災訓練）

	項目	確認日	確認者	確認日	確認者
医療機器・医療用品	予備物品の確保や収納、共有ルートの確保 ・人工呼吸器（アンビューバッグ、呼吸器回路）	／／		／／	
	・吸引器（充電式吸引器、手動式吸引器、足踏み式吸引器）	／／		／／	
	・加湿器（乾燥を防ぐために人工鼻）	／／		／／	
	・医療器具（吸引カテーテル、精製水、消毒薬、手袋、アルコール綿、注射器50mL、人工鼻、衛生材料等）	／／		／／	
停電対策	停電になった時を想定してアンビューバッグの操作ができる人の確保と協力体制の確認 ・人工呼吸器の設定値を目のつく所に貼っておく	／／		／／	
	・発電機・バッテリーを用意する	／／		／／	
	・発電機・バッテリーなどは日頃から使えるようにする（動作確認）	／／		／／	
	・発電機・バッテリーを取り出せる所に保管する	／／		／／	
	・緊急連絡先、入院可能病院のリストをつくる	／／		／／	
	・医療機器業者への連絡方法を確認する	／／		／／	
	・懐中電灯は定位置とし、いつも使えるようにする	／／		／／	
	・発電機のある場所を確認する	／／		／／	
人的資源	①避難のために ・搬送のための人手の確保（最低2人）	／／		／／	
	②情報公開 ・自分の病気や置かれている状況を近隣の人や地域自主防災会に申し出て、緊急時搬送が必要な人のリストに入れる	／／		／／	
	③緊急時にコミュニケーションがとれるように準備する ・文字盤の練習ができている	／／		／／	
	④災害時安否を確認する人を決める	／／		／／	
環境	・移動用の車いす・簡易担架の準備がある	／／		／／	

（つづく）

●災害直後の確認事項

項目	確認日	確認者	確認日	確認者
①療養者の身体状況の確認	/ /		/ /	
②人工呼吸器作動の確認（停電、充電器、供給ルートの破損による作動など）	/ /		/ /	
③呼吸器故障の場合は、アンビューバッグ実施、近隣支援者への呼びかけ、病院への搬送	/ /		/ /	
④吸引器、加湿器、人工鼻の必要時使用	/ /		/ /	
⑤消防署、電力会社、医療機器取り扱い業者への連絡	/ /		/ /	
⑥医療機関、訪問看護ステーションなどへの連絡	/ /		/ /	
⑦内部バッテリーの作動時間と外部バッテリーの動作の確認	/ /		/ /	

★当社サイトよりダウンロードできます。目次参照。

❸ 医療ケアシート

医療ケアシート　人工呼吸器を使用している方						

氏名：　　　　　　　　　　　　　　　　　　　（男・女）　　　才

○人工呼吸器設定

	年月日		酸素濃度		年月日	
1回の換気量			酸素濃度			
呼吸モード			カニューレサイズ			
呼吸回数			電力会社☎			
			酸素会社☎			
			呼吸器会社☎			

○災害に備えた準備

機器	備品
□アンビューバッグ	□延長コード
□呼吸器回路一式	□蒸留水
□外部バッテリー　┌①（　　　　）	□使い捨て手袋
└②（　　　　）	□アルコール綿
	□アルコールウェットティッシュ
□充電器	□注射器
□予備（手動）吸引器	□吸引チューブ
□人工鼻	
□気管カニューレ	
□吸引器	アンビューバッグの操作や呼吸器の回路の組み立ては、家族もできるように日頃から練習しておくことをおすすめします。

【薬剤情報の添付・特記事項など】
〔主な薬剤情報・特記事項など〕非常時充電できる場所

作成日　　　年　　　月　　　日	更新日　　　年　　　月　　　日

★当社サイトよりダウンロードできます。目次参照。

第4章

2 情報共有ツールの例

3　在宅酸素療法を行っている利用者

❶ 支援のポイント

　在宅の場合、酸素ボンベの節約対策として呼吸同調式デマンドバルブ装置を使用しますが、吸息時だけ酸素が流れるしくみになっているため、事前に鼻呼吸をする訓練が必要です。

　在宅酸素療法では、酸素会社が年中対応し、災害時も対応が速いので、普段から利用者ごとの取り決めを行っておきましょう。

　在宅酸素療法の90％以上が濃縮器の使用となっていますが、一部、高流量酸素投与が必要な方が液体酸素を利用しています。メリットとして電気使用でないことや、子器が軽量で長時間使用ができることです。

●セルフケアの目標

・自らの必要酸素流量を把握している（安静時、運動時）

・携帯用酸素ボンベへの切り替えや、カニューレの接続ができる

・緊急時、酸素会社や担当者へ連絡ができる

❷ チェックシート

●日頃からの確認事項（防災訓練）

	項目	確認日	確認者
医療機器・医療用品	①日常的に電気が必要な療養者であることを電力会社に伝達しておく。消防署にも在宅酸素療法を実施していることをあらかじめ伝えておき、災害時の対応を了解してもらう	／／	
	②予備物品の確保・収納 ・携帯用酸素ボンベは予備を1～2本用意 ・延長チューブ、精製水	／／ ／／	
	③酸素供給業者への連絡方法の確認	／／	
	④普段から火気に注意し、震災時に火気を切ることの訓練、携帯用酸素への切り替えの訓練	／／	
	⑤濃縮器の稼働に必要な電源確保	／／	
避難	・パニックになると酸素消費量が増えるので、できるだけ落ち着いて、行動は最小限とし、安静にする	／／	
	・ボンベを持ち出すこともあるため、協力者を確保する	／／	

★当社サイトよりダウンロードできます。目次参照。

100

❸ 医療ケアシート

<table>
<tr><td colspan="3">医療ケアシート　在宅酸素を使用している方</td></tr>
<tr><td colspan="2">氏名：</td><td>（男・女）　　　　　才</td></tr>
</table>

○酸素療法の設定

安静時吸入量	ℓ／分	吸入時間	時間／日
労作時吸入量	ℓ／分	吸入時間	時間／日
呼吸同調装置使用	有・無	酸素会社	☎

○災害に備えた準備

機器	備品
□携帯用酸素ボンベ予備（　　）ℓタイプ 　　　　　　　　　　　　　１〜２本 □酸素カニューレ　　　　　１本 □延長チューブ　　　　　　１本 携帯用酸素ボンベには常にカニューレを付けておきましょう。	□アルコールウェットティッシュ □停電時の対応 利用者の使用量でボンベが何分もつかを事前に確認しましょう。 パニックになると酸素消費量が増えるので、できるだけ落ち着いて、行動は最小限とし、安静にするようにしましょう。

【主な薬剤情報・特記事項など】

作成日　　年　　月　　日　・　更新日　　年　　月　　日

★当社サイトよりダウンロードできます。目次参照。

第4章

2 情報共有ツールの例

4 人工透析を受けている利用者

❶ 支援のポイント

　血液透析（HD）利用者の場合、災害時は透析ができる医療機関が変更になることもあるため、利用者の特徴やケアのポイントなどについて、いつでも連携できるようにまとめておくとよいでしょう。

　腹膜透析（PD）利用者の場合は、電源確保が重要であるため、避難場所に電源とケア時のプライベートスペースが確保できるように助言しておきましょう。

　PDケアは感染予防が大事であるため、水不足を念頭にウェットティッシュなど（アルコール含む）は多めに常備しておきましょう。

●セルフケアの目標

・シャント部またはPDカテーテルの観察や皮膚ケアを本人または家族ができる
・透析液バッグ交換が手順どおりに安全に清潔にできる
・緊急時に、メーカーや透析液配送業者へ連絡ができる

❷ チェックシート

●日頃からの確認事項（防災訓練）

項目	確認日	確認者
・自己の透析内容、薬の理解、携帯用透析患者カードや「緊急支援手帳」の常時携帯	／／	
・現在通院中の透析施設が透析不能になった場合に備え、自宅に近い他の透析施設の把握	／／	
・日頃から、水分、カリウム、エネルギーに気をつけた生活を送る	／／	
・透析液バッグ、キャップキッド、アルコールウェットティッシュ、消毒液、滅菌ガーゼと綿棒、入浴用カバー用品、固定用テープなど、非常時持ち出し品はリュックに入れておく	／／	

●災害直後の確認事項

項目	確認日	確認者
①避難所への非常持ち出し品と患者カードや「緊急支援手帳」を持って避難	／／	
②自分の通っている透析施設の透析の可否や、他の透析施設の情報をラジオ等で確認	／／	
③避難所では、避難所の責任者に次の透析日時を告げ、通院移送の手配を受ける（自力で通院できる人は、自転車、バイク等により移動する）	／／	

★当社サイトよりダウンロードできます。目次参照。

❸ 医療ケアシート

医療ケアシート　人工透析を行っている方	
氏名：	（男・女）　　　　才

○透析を受けている方の準備

透析の種類	透析を受ける回数・時間						
□血液透析	□月　□火　□水　□木　□金　□土						時間
□腹膜透析	午前　　時　　時			午後　　時　　時			

透析カードは必ず持って非難しましょう。災害時はかかりつけ医での透析が受けられなくなるおそれもあります。

○災害に備えた準備

機器	備品
腹膜透析の場合 □透析液バッグ □ UV フラッシュ ＊日頃から充電を忘れずに ＊電源の確保と手動に切り替える方法を確認しておきましょう □キャップキッド	□アルコールウェットティッシュ □消毒液 □滅菌ガーゼ・綿棒 □入浴用カバー用品 □絆創膏（固定用テープ） ＊非常用持ち出し袋にまとめておきましょう 普段から３日分の透析用非常食を準備しておきましょう。 支給された食事では特に塩分やカリウム・蛋白質を多く含む食品に注意をしましょう。

【主な薬剤情報・特記事項など】
（例）透析が受けられない場合の緊急回避として、病院から高カリウム血症改善薬が「お守り」として渡されている。

作成日　　年　　月　　日　・　更新日　　年　　月　　日

★当社サイトよりダウンロードできます。目次参照。

第4章

2 情報共有ツールの例

103

5　インスリン注射を使用している利用者

❶ 支援のポイント

　糖尿病治療には、経口薬と注射薬があります。併用治療を受けている利用者が多いため、利用者の血糖コントロール方法を把握することが大事であり、災害の緊急時対策もシミュレーションしておくとよいでしょう

＜例＞食事がとれない時は、内服薬だけ服用する。

　冷所保存の薬剤がある場合は、保冷バッグと保冷剤も日頃から準備しておきましょう。

　インスリン製剤と異なり、GLP-1 受容体作動薬注射の使用も増えています。週1回の使用もあるため、災害時の混乱で注射を忘れることがないように注意しましょう。

　避難所では食事時間が不規則になったり、食事内容を工夫できない場合もあり、普段どおりに血糖コントロールができないこともあります。血糖測定器で細めに自己管理するように指導しましょう。

●セルフケアの目標

・インスリンの保存ができる
・インスリンの自己注射ができる
　　血糖自己測定、および注射
・インスリンの注射部位を変更できる
・使用済み針等の廃棄管理ができる

❷ チェックシート

●日頃からの確認事項（防災訓練）

項目	確認日	確認者
・管理物品はひとまとめにし、手元に置く	／／	
・インスリン製剤・注射器・注射針・物品（血糖自己測定器・消毒用アルコール綿）などの予備を揃える（1週間分）	／／	
・糖尿病手帳などに管理内容を記入しておく（インスリンの種類・単位・方法・食事カロリー・病院）	／／	
・インスリンの保存方法を調べる（冷所・常温保存）	／／	
・備蓄品にブドウ糖を入れる	／／	
・備蓄品（食料品）のカロリーと日頃のカロリーを調べる	／／	
・インスリンが内服薬に代用可能かを医師に確認する	／／	
・管理方法、その他注意事項など医師に確認する	／／	
・本人・家族を含め、低血糖症状について周知、予防と対処方法を確認しておく（安心カードの携帯を確認する）	／／	

★当社サイトよりダウンロードできます。目次参照。

❸ 医療ケアシート

医療ケアシート　インスリン注射を使用している方				

氏名：　　　　　　　　　　　　　　　　　（男・女）　　　　才

○インスリン注射の設定

インスリンの種類①				（単位／日・週）
注射時間・実施単位	□朝　単位	□昼　単位	□夜　単位	□眠前　単位
インスリンの種類②				（単位／日・週）
注射時間・実施単位	□朝　単位	□昼　単位	□夜　単位	□眠前　単位
インスリンの種類③				（単位／日・週）
注射時間・実施単位	□朝　単位	□昼　単位	□夜　単位	□眠前　単位

○災害に備えた準備

機器	備品
□インスリン製剤 ※インスリンの保存方法を調べておく 　（冷所・常温） □インスリンの注射器・注射針 □血糖自己測定器 □予備のセンサー、針、電池 □消毒用アルコール綿 □使用済の針等を入れる容器	□アルコールウェットティッシュ □低血糖時に必要なブドウ糖・角砂糖 □糖尿病手帳 □お薬手帳 日頃から低血糖症状の対処として、ブドウ糖を常備し、外出するときも携帯しましょう。家族にも知っておいてもらいましょう。 ブドウ糖は調剤薬局からもらえる場合もあるので、かかりつけ薬局に確認しましょう。

【主な薬剤情報・特記事項など】

作成日　　　年　　　月　　　日　・　更新日　　　年　　　月　　　日

★当社サイトよりダウンロードできます。目次参照。

第4章

2　情報共有ツールの例

6 中心静脈栄養を使用している利用者

❶支援のポイント

輸液ポンプを使用している場合、予備の電源を準備しておきます。

AC アダプタ（コンセントからの電源）を使用する場合でも、内蔵バッテリーや電池は必要です。停電になり、AC アダプタからの給電が停止すると、自動的に内蔵バッテリーや電池の供給に切り替わります。停電になった場合、どれくらいの時間、内蔵バッテリーや電池で作動するか、確認しておきます。

●セルフケアの目標[1]

・輸液を終了できる（抜針、止血、ルートの保護など）

・輸液ポンプが使用できる

・輸液バッグの交換ができる

・破損などの緊急時に、ルートをクランプできる

・緊急時に薬局や輸液ポンプの業者へ連絡ができる

❷チェックシート

●日頃からの確認事項（防災訓練）

	項目	確認日	確認者
医療機器・医療用品	①自己の中心静脈栄養の目的を理解し、薬剤の内容など医療ケアシートを常時更新。医療ケアシートの【主な薬剤情報・特記事項など】に１日の輸液必要量を確認し、記載	／／	
	②予備機器・備品等の確保・収納 ・輸液バッグ、輸液ルート ・輸液ポンプに使用する専用充電池または単３のアルカリ乾電池 ・輸液薬剤 ・消毒薬・ドレッシング材・アルコール綿などの備品	／／ ／／ ／／ ／／	
	③輸液ポンプの AC 電源から内蔵バッテリーへの供給変更の確認、電池を利用する訓練	／／	
避難	避難を行う場合は、輸液を終了する訓練 必要物品が多いため、キャリーバッグなど移動時の方法などの訓練	／／	

●災害直後の確認事項

項目	確認日	確認者
①療養者の身体状況の確認	／／	
②輸液ポンプの作動状況の確認（内蔵バッテリーの作動）	／／	
③輸液ポンプが作動していない時は、専用充電池への変更。専用充電池が使用できない時は、アルカリ乾電池への変更	／／	
④近隣支援者への協力の呼びかけ、可能な場合は避難所への避難	／／	
⑤針の刺入部など、発赤・感染を起こさないよう意識する	／／	
⑥輸液ポンプ業者、薬局、医療機関、訪問看護ステーションへの連絡	／／	

★当社サイトよりダウンロードできます。目次参照。

❸ 医療ケアシート

医療ケアシート　中心静脈栄養を使用している方		
氏名：		（男・女）　　　　才

○中心静脈栄養の種類

□皮下埋め込み式ポート	留置部位
□体外式カテーテル	固定部位

○災害に備えた準備

機器	備品
□輸液バッグ □輸液ルート □輸液ポンプ □ポンプに使用する専用充電池 　　または単3のアルカリ乾電池	□消毒剤（スワブスティックポピドンヨード） □ドレッシング材 □アルコール綿 □固定テープ □清潔ガーゼ □抜針後に貼る絆創膏 □ヘパリン生食水又は生食水 □注射器 □アルコールウェットティッシュ □ヒューバー針 カテーテルのつまりや感染を起こさないことが大切。 医療者の手がなくても家族がフラッシュや消毒ができるように練習しておくことをおすすめします。
【主な薬剤情報・特記事項など】	
作成日　　年　　　月　　　日　　・　　更新日　　年　　　月　　　日	

★当社サイトよりダウンロードできます。目次参照。

第4章

2

情報共有ツールの例

7　ストーマを使用している利用者

❶支援のポイント

　生活の状況が変わることにより、食事の内容や水分摂取量が減少し、便秘などになる場合があります。日常生活に近い状況を維持することは困難だと思いますが、水分摂取量が維持できるような支援が必要です。

　避難所では運動不足になることも多く、便秘の要因になるので、できるだけ歩行することなども伝える必要があります。下剤を多めに保管しておくとよいでしょう。

　避難所ではパウチ交換の場所を確保してもらえることがあるので、個別に相談することを伝えておきましょう。

●セルフケアの目標[1]

・便の処理ができる

・パウチの交換ができる

・面板の交換ができる

・排泄物や皮膚の異常の判断と対処ができる

・装具やケア用品の入手方法がわかる

❷チェックシート

●日頃からの確認事項（防災訓練）

	項目	確認日	確認者
医療機器・医療用品	①自己のストーマを造設している目的を理解し、ストーマ装具のサイズなど常時医療ケアシートの内容を更新、1日の排泄物等の量などを記録し、平時の状況を理解	／／	
	②備品等の確保・収納 　・パウチ・皮膚保護剤（バリケア®パウダー等）・リムーバーなどの予備を備える（1週間分）	／／	
	・ウェットティッシュ、ビニール袋、尿取りパッド等	／／	
	・排泄物の廃棄のため、新聞紙やビニール袋	／／	
	③自身または家族がストーマ交換ができるよう訓練	／／	
避難	避難を行う場合は、ストーマ交換ができる身障者用のトイレ等がある場所へ行けるよう、普段から近隣の公共機関の施設を下見し、避難先を調査	／／	

●災害直後の確認事項

項目	確認日	確認者
①療養者の身体状況の確認	／／	
②ストーマの状況や排泄物の状況の確認	／／	
③近隣支援者への協力の呼びかけ、可能な場合は避難所への避難	／／	
④医療機関、訪問看護ステーションへの連絡	／／	

★当社サイトよりダウンロードできます。目次参照。

108

❸ 医療ケアシート

医療ケアシート　ストーマを使用している方					
氏名：				（男・女）	才

○ストーマの種類

□コロストミー（結腸ストーマ）					
□イレオストミー（回腸ストーマ）					
□ウロストミー（回腸導管・尿管皮膚瘻）					
ストーマ装具のサイズ					
縦	mm	メーカー名		製品名	
横	mm	製品番号		サイズ	
高さ	mm	装具購入先	店名	☎	

○災害に備えた準備

備品
□ウェットティッシュ（皮膚の汚れ落とし）
□ビニール袋（排泄物を入れて捨てる）
□尿とりパッド（ストーマ周囲を洗う際の水分吸収）
□幅広の絆創膏（小さい漏れ防止・袋の固定）
□キャップに穴を開けたペットボトル（洗浄用）
□ストーマサイズをカットするはさみ
□皮膚保護剤（バリケア®パウダー等）
□レッグバッグ（ウロストミーの方）
□リムーバー（剥離剤）など、泡ボディソープなど
□古新聞

> 非常時袋等に1週間分の装具と交換に必要な物品を用意しておきましょう。

【主な薬剤情報・特記事項など】

作成日　　年　　　月　　　日　　・　　更新日　　年　　　月　　　日

★当社サイトよりダウンロードできます。目次参照。

8 経管栄養を使用している利用者

❶支援のポイント

避難所ではプライバシーの確保は難しいと思いますが、経管栄養の注入が必要なことを周囲の人に話し、協力を得ることが必要です。また、注入時にはベッドや車いすなどを利用し、体位の確保ができるような環境を整えることが必要です。周囲の人たちに遠慮せずに、いつもと同じ速度で同じ時間をかけて注入することは、自身の体調を維持するために大切であることを説明します。

●セルフケアの目標[1]

・栄養剤や水分の注入準備ができる

・栄養剤や水分の注入ができる

・注入中断の必要が判断できる

・注入ポンプを使用する場合は、使用できる

＜胃瘻等の場合＞

・チューブと皮膚周囲の日常的なケアができる

・チューブが抜けた時の対処方法がわかる

❷チェックシート

●日頃からの確認事項（防災訓練）

	項目	確認日	確認者
医療機器・医療用品	①日常的に経管栄養が必要である理由を理解 　身体のどこに、どのような管が挿入されているのかを理解	／　／	
	②予備機器・物品の確保・収納 　・イリゲーター・栄養チューブ・注入用注射器	／　／	
	・栄養剤（半固形化注入の場合もある）・飲料水・使い捨て手袋（3日分）	／　／	
	・加圧バッグ使用時は、準備が必要	／　／	
	・注入ポンプ使用時は、準備が必要	／　／	
避難	1日2～3回は、注入を行わないと脱水等になることがある。ゆとりをもって、避難所へ行く訓練	／　／	

●災害直後の確認事項

項目	確認日	確認者
①療養者の身体状況の確認	／　／	
②脱水状況の有無の観察	／　／	
③チューブ挿入部の観察	／　／	
④注入時にベッドや車いすなどを利用し、体位の確保ができる環境を確保する	／　／	
⑤近隣支援者への協力の呼びかけ、可能な場合は避難所への避難	／　／	
⑥注入ポンプ業者等、医療機関、訪問看護ステーションへの連絡	／　／	

★当社サイトよりダウンロードできます。目次参照。

❸ 医療ケアシート

医療ケアシート　経管栄養を使用している方	
氏名：　　　　　　　　　　　　　　　　（男・女）　　　　才	

○経管栄養の設定

経管栄養チューブの種類 （チェック場所に最終交換日を記載）	栄養剤の種類 注入量 朝（　　　）昼（　　　）夕（　　　）
□胃瘻　最終交換日　　　年 / 　サイズ：　　　　タイプ：	白湯の量 朝（　　　）昼（　　　）夕（　　　）
□腸瘻　最終交換日　　　年 / 　サイズ：	「とろみ」使用 固定水
□経鼻カテーテル（　　Fr）最終交換日　　　年 / 挿入長　　　cm	

○災害に備えた準備

機器	備品
□イリゲーター □栄養チューブ □接続チューブ（ボタン型の場合） □注入用注射器（　　）mL　５本	□アルコールウェットティッシュ □使い捨て手袋 □栄養剤 □飲料水（消費期限の確認） □半固形化注入の場合には市販化されて 　いる半固形栄養材を用意しておく □イリゲーターを吊るすための紐や針金 　ハンガー □加圧バッグ（有・無） 栄養剤は少なくとも３日分は持ち出せるように準備しておきましょう。
【主な薬剤情報・特記事項など】 注入速度　　　mL/ 時間	
作成日　　　年　　　月　　　日　　・　　更新日　　　年　　　月　　　日	

★当社サイトよりダウンロードできます。目次参照。

第4章

2 情報共有ツールの例

9　カテーテルを使用している利用者

❶支援のポイント

　清潔操作が重要であることを説明します。手洗いが困難な場合は、ウェットティッシュとエタノール含有の速乾式手指消毒薬などを使用し、カテーテルを触る時には清潔を保持できるよう、工夫を考えます。

●セルフケアの目標[1]

・カテーテルの目的と挿入部位が言える

・カテーテルの日常的なケアができる

・破損等の緊急時の対処方法がわかる

❷チェックシート

●日頃からの確認事項（防災訓練）

	項目	確認日	確認者
医療機器・医療用品	①カテーテル挿入の目的を理解し、身体のどこにどのようなカテーテルが留置されているか理解し、医療ケアシートの内容を常時更新	／／	
	②予備機器・備品等の確保・収納 ・カテーテル交換ができる場合は、交換するカテーテル	／／	
	・カテーテルが交換できないものの場合は、固定に使用する物品	／／	
	・感染予防は、手指の清潔が重要であるため、アルコール、ウェットティッシュや手洗い用の水などが重要	／／	
	・消毒薬・ドレッシング材・アルコール綿などの備品	／／	
	③カテーテルをどのように身体に固定するか、固定場所や固定方法の確認	／／	
避難	避難を行う場合は、カテーテルを清潔操作で扱う必要がある。必要物品が多いため、キャリーバッグなど移動方法の確認	／／	

●災害直後の確認事項

項目	確認日	確認者
①療養者の身体状況の確認	／／	
②カテーテルからの排液、バッグなどの量を確認し、廃棄	／／	
③近隣支援者への協力の呼びかけ、可能な場合は避難所への避難	／／	
④カテーテルの刺入部など、発赤・感染を起こさないよう意識し、手洗いの励行	／／	
⑤輸液ポンプ業者、薬局、医療機関、訪問看護ステーションへの連絡	／／	

★当社サイトよりダウンロードできます。目次参照。

❸医療ケアシート

医療ケアシート　カテーテルを使用している方			
氏名：		（男・女）	才

○カテーテルについて

種類	サイズ		Fr
□膀胱	蒸留水の量		ml
□腎盂	最終交換日		
□セルフ	交換期間		
□その他（胆管カテーテル）	製品名		

○災害に備えた準備

機器	備品
□留置用カテーテル＋バッグ（予備分） □ディスポ注射器（10mL）２本 □胆管カテーテルの場合は排液用のボトルまたはレッグバッグ □尿器やペットボトル等（排液用） □セルフカテーテル すぐに持ち出せるように、物品を整理しておきましょう。 カテーテルの感染や閉塞を予防するために、水分も忘れずに準備しましょう。	□アルコールウェットティッシュ □清浄綿 □消毒液 □消毒用綿棒 □使い捨て手袋 □潤滑油 □蒸留水 □飲料水（感染予防のための水分補給、消費期限の確認） □清潔ガーゼ □絆創膏 □はさみ
【主な薬剤情報・特記事項など】	
作成日　　年　　月　　日　　・　　更新日　　年　　月　　日	

★当社サイトよりダウンロードできます。目次参照。

コラム　暴風による停電情報の収集

　東日本大震災から7年が過ぎ、自然災害の増加を実感しながら、被災地であっても防災の意識の薄れを痛感した出来事がありました。

　2018（平成30）年3月、日本列島に春の風が吹き荒れたある日、仙台の秋保地区にも暴風警報が発表されました。夜間に停電が起きても利用者や家族が慌てないように、日勤帯で医療依存度の高い利用者を優先に、停電に備えて、酸素ボンベの切替えができるか、発電機が正常に作動しているかなど電話でアドバイスを行いました。翌日も暴風でしたが停電は起こらず、一日の勤務を終えてスタッフ全員が帰宅した18時頃、暴風により秋保地区の電線に異物がひっかかり送電が停止しました。そのため、秋保地区の500世帯が停電となりましたが、秋保地区には、当ステーションのスタッフが居住しておらず、停電についてはスタッフの誰もが知る由もありませんでした。しかし、利用者の母親から「秋保地区が停電している」との連絡が待機当番看護師に入り、事態を知ることができました。すぐに事前に決めている災害時のフローに従って緊急連絡網によりスタッフと情報を共有しました。次に、秋保地区担当看護師2名が利用者の安否確認表をもとに、優先度の高い利用者を中心に緊急連絡先の携帯電話へ連絡し、安否確認を行いました。また、携帯電話を所持しておらず、連絡が取れない利用者には訪問して安否確認を行いました。

　震災後より、災害に対してのセルフケア能力を高める支援を行ってきましたが、震災を経験していない医療機器使用の利用者は、突然の3時間に及ぶ停電で混乱されました。東日本大震災のような大規模災害では県内全域のライフラインが止まりますので、すぐ状況は把握できますが、このときのような一部地域の停電では把握が困難となります。医療依存度の高い利用者のほとんどは、電気を使用する医療機器を使用しています。

　県内の停電情報を把握すべく東北電力ホームページにアクセスし、トップページの「停電情報」をクリックすると、現在の停電場所、停電理由などの詳細を把握することができました。これまでも秋保地区は落雷などが起こりやすく、何度か停電は起きていました。幸いにも小規模で短時間の停電だったため、利用者が混乱することはなく停電復旧後に情報を得ることもありました。

　このときの停電を教訓に、当ステーションでは天候によって随時、東北電力のホームページにアクセスし「停電情報」を確認しています。また、勤務を終える頃に、その日の電話当番者が同ホームページにアクセスするように心がけています。

　災害の事前対策として、私たちから情報を収集することも必要です。普段から情報収集する方法を調べておくことも大切かと思われます。

（松浦千春）

引用文献

1）東京訪問看護ステーション協議会監修：現場で役立つハンドブック「地域のための災害時対応マニュアル 安否確認版」；2013.

第5章

被災体験をもとに

＊執筆者の所属は、『第2版』発行時（2019年3月）の所属となります。

第 5 章　被災体験をもとに

1 災害発生時の管理者としての対応

1　東日本大震災（岩手県）の経験をもとに
◆株式会社ウェルファー　齊藤裕基

　東日本大震災では、岩手・宮城・福島の 3 件を中心に、1 都 1 道 10 県で死者 15,896 人、行方不明者 2,536 人、重軽傷者 6,157 人（2018［平成 30］年 9 月 10 日：警察庁発表）と報告され、いまだ関連死と思われる方々が後を絶ちません。そうした中で、地域差はあれ、各地の復興も着実に進行し、震災前の状況とは大きく環境が変化しているものの、地域との新しいつながりの中で少しずつコミュニティが形成されてきていると感じることもできます。震災から 8 年が過ぎようとしている今、再度当時の状況を顧み、今後の災害に備え、訪問看護の管理者として災害時における災害対策を述べたいと思います。

❶震災時の動き

　当法人は釜石市、山田町、陸前高田市に事業所を設け、ステーションを運営していました。震災当初陸前高田市にいた私は、高田事業所職員の経時的行動をある程度把握していましたが、本部、釜石、山田の各事業所の職員の消息はわからず、確認できるまで 1 週間ほどの時間を要したのですが、大事に至ることはありませんでした。法人として職員全員に大きな被害がなかったことは幸いでした。

　陸前高田市から法人本部（釜石）に戻り、情報が少ない中ステーションのある被災場所は通行止めで入れず、どのような状態になっているか不安な一夜を過ごしました。翌日から保健センターにほど近い避難所に身を寄せ、情報収集と避難所支援活動を開始すると同時に、職員の安否確認を早急に行いながら、インフラが壊滅状態で身動きができないため行政でのボランティアに参画するとともに、日本看護協会へ災害支援ナースの派遣依頼と受け入れ準備を行政の方々と行いました。しかし、クライシス状況の中で安全に訪問看護ができる状態を構築していかなければならず、働ける職員を確保しながら今後の拠点となる仮設ステーション（3 カ所）を早急に立ち上げなければなりませんでした。

　震災直後からステーションの職員は、避難所で 1 ～ 2 日過ごし、そこから被災した自宅や親戚に身を寄せることとなりました。家族が消息不明や被災死亡した方、自宅が床上浸水した方、自家用車を流失した方など、職員の被災状況はさ

まざまでした。そうした中での訪問看護ステーションとしての仕事への行動の促しには、ちゅうちょしたとともに、気遣いや配慮も必要でした。しかし、被災したということの精神的衝撃は、命の重さやものの重さに関係なく、被災感はどの職員も同じなのだと思います。

❷ 消息確認とステーションの復旧

　職員の消息確認は困難を極めました。電話が不通で通行止めがある中、職員の自宅や避難所をいくつも回り、避難所の中で職員を探すことも難しく、遠方から自宅近くの避難所まで5時間もかけ徒歩で避難してきた職員もいました。また、休日で遠方にいた職員は、沿岸への道路が通行止めとなったため、職員全員を確認できるまで1週間ほど要しました。職員全員が大事には至らなかったものの、職員の自宅や家族などの被害があまりにも大きく、言葉を探すことの難しさを痛感しました。事業所ごとに職員に集合していただき、それぞれの被害状況を確認すると、その時点でもご両親の安否が確認できていない職員もいました。退職か継続就労か、または就労可能時期の確認等や被害状況に応じて出勤の方法も考慮し、事業所ごとにかかわり方を変えて柔軟に対処しました。

　被災していない職員と連絡を取り合い、拠点場所、利用者の安否確認、訪問看護必要物品、訪問車、そして訪問エリアの決定など、今現在できる範囲内で早急に一人でも多くの利用者に対して訪問看護ができるよう、明確に指示を出しながら展開していきました。

　利用者の方々の消息確認は、避難所を訪ねた際に利用者名簿と突き合わせて確認できる方もいれば、避難しているにもかかわらず避難者名簿に記載されていない方、避難者名簿が整備されていない避難所もあり、困難をきたしました。介護事業者の中には、訪問看護とかかわりのある利用者名簿を提供してくれる事業者もいました。

❸ 避難所活動

　職員が当事業所の利用者を回り始めたと同時に、私は避難所の運営に参画するとともに、行政でのボランティアを開始しました。テレビや電話も使えない中、正確な情報を得るには行政にかかわるしかないと考え、避難所救護室の担当を自ら申し出て、避難所で体調不良を訴えた方々を、市内の病院や福祉避難所へ訪問車（軽自動車）で搬送したり、避難者の定期薬や服薬状況確認と医師からの処方の対応、衛生管理（トイレ管理と下足の整理）、そして各避難所把握のため避難所から避難所へけもの道を歩きながら避難所の人数や食料の過不足、衣類の必要の有無やその他必要物品の調査などと配給、および支援に動きました。多くの行政車両も津波で流失したため、当事業所の訪問車両を避難所車両として貸与し、破損や事故等すべて当法人で対応するとのことで使用していただきました。その

ことから、市から緊急車両の認定を得ることができ、ガソリンも潤沢に供給され、訪問看護の提供も行うことができました。

❹ 災害支援ナースの受け入れ

　避難所生活が1週間程度で慣れ始めてきた頃、岩手県立大学で災害看護のセミナーを震災前に、受講していたことから、災害支援ナースを思い出し行政に働きかけました。行政職員と災害支援ナースの要請をするにも、受ける側は何をどうしてほしいかが明確になっていなければ要請は無駄になってしまいます。各避難所への救護班の対応として災害支援ナースが必要とされ、行政サイドから岩手県および岩手県看護協会へ、そして日本看護協会への要請となりました。4泊5日〜5泊6日の予定で1班3〜4名にてローテーション体制で被災地までバスで送られ、ブラックアウトの被災地では道路確認が難しく支援ナースの方々を避難所まで送迎しました。1カ月半、この体制は続きました。

❺ 仮設ステーションの設置

　4月に入り、避難所での状態がどこまで続くのか想像すらつかぬまま、私たちの役割、「在宅療養されている方々を支援する」という使命に基づき、1日も早く体制を整える必要性を感じました。釜石事業所では、被災した当ステーションから内陸側へ1,500m程度入った場所から駐車場と貸店舗を順次探し歩き、山田事業所では、水産会社の倉庫を借り受けて一部改造し、高田事業所では職員の自宅（後に借地にコンテナハウスを設置）を拠点とし、事務所の確保を急ぎました。沿岸部から離れた場所や高台への移転選定は、なかなか難しいものがありました。

　さまざまなつながりで得たネットワークによって事務所はどうにか確保できましたが、机、椅子、パソコン、プリンター、紙、ボールペン、訪問看護物品、車両などが確保できず、各備品を整備しようとメーカーに注文すると「被災場所への搬入はできません」と業者から断られました。しかし、行政に申し入れすると好意的に机、椅子などを一定期間借用することができ、また、山田事業所では行政から借地を紹介いただきました。これも行政へのボランティアの成果と認識しています。車両は支援団体から4台の車両をいただき、ソフト会社からはパソコンとプリンターを各事業所分をセットでいただき、文具の詰め合わせなど、多くの方々のご支援でどうにか早い時期に開設することができました。

　避難所の救護室を情報共有の場所とし、ミーティング場所は避難所の一角を借用し、訪問看護を再開する準備を進めました。利用者情報は記録も含めすべて消失してしまいました。そこで、利用者名簿を作成しなおし、それに基づいて訪問できるエリアで緊急性のある方を優先に、リスク回避のため2人体制で訪問を開始しました。訪問時における記録は様式等をつくることはできず、ただノートに日付、時間、利用者名、バイタル、状態などを箇条書きに記載するのみでしたが、

以下のような検討を行いながら訪問を行いました。

①利用者のリストの作成

②記録方法の確認およびカルテ作成

③出勤者および訪問車両の確保とスケジュール管理

④訪問車両の緊急車両としての指定の確保

⑤訪問車のガソリンの確保

⑥正確な情報の提供（対象：利用者）

⑦訪問は2人体制で行う

　緊急性のある利用者については、自衛隊や市の方々と情報を共有して支援できる体制を構築しようとしたものの、クライシス状況のため余震も多く、被災場所への立ち入りは拒否され、訪問できるエリアは限られていました。

❻ 情報の確実性と指示形態

　震災直後は多くの情報があふれ、どの情報が重要かつ必要か、判断がつかなくなります。これは、高揚感や悲壮感、さらに恐怖感によって導かれる心理的言動といわれています。しかし、そのような状況でも、必要な情報だけをキャッチして職員に伝えなければなりません。職員間で情報共有を行うミーティングに際しては、被災した背景によって各個人の心の動揺に違いがあり、情報内容の表現方法や尺度が異なってくることに留意しなければなりません。互いを批判するのではなく、秩序をもって対応することが重要であると考えます。

　災害時には、さまざまな情報が混在するものです。選別しながら情報共有を行うためには、クローズドエンドでの指示命令が必要であり、それが混乱を避ける唯一の方法ともいえます。しかしながら、行政に介入しボランティアを行うことで、良質な情報を得ることができたと思っています。

❼ おわりに

　訪問看護師としての臨機応変な考えに基づき乗り切ったように思っています。しかし、ステーションは一人では何もできないと認識すべきで、災害時マニュアルも周りを巻き込み連携することで活きてくるということです。デフォルト状態でも常日頃から地域の方々とさまざまな活動を通して交流し、そして行政と連携することが「訪問看護を強くする」と考えることができました。

　災害時はケアにあたるだけでなく、社会的役割を認識することで行動が変わり、訪問看護師が能動的に活動する場ができるのではないかと考えます。そのためには、行政や病院、介護事業者、コミュニティとの連携、そして情報管理が重要となります。1つのステーションでは何もできないことを自覚し、より多くの方々と手を携えることが、利用者の安全を確保し、減災することができる手段といえるのではないでしょうか。

2　東日本大震災（気仙沼）の経験をもとに

◆南三陸訪問看護ステーション　千葉美由紀

❶地域およびステーションの被災状況

　私たちの暮らす気仙沼は、2011（平成 23）年 3 月 11 日 14 時 46 分頃、千年に一度ともいわれるマグニチュード 9.0、震度 6 弱の大地震に見舞われました。その直後に襲った高さ 10 m を超える大津波と、地震によって流出した石油の引火による広域火災も発生し、沿岸の家々、多くの人命、生活基盤が失われました。

　私たちのステーションは沿岸部近くにあったため、この津波により跡形もなくすべて流されてしまい、何ひとつ見つけ出すことができませんでした。ステーションの跡地にはただ便器だけが残され、津波による被害の大きさを物語っていました。私たちは、事務所だけではなく、6 台中 5 台の営業車、自家用車に至ってはスタッフ全員分の 8 台が流されました。震災により利用者さんは関連死を含め30 名の方が亡くなり、転居・施設入所を含めると約 50 名と、4 割の利用者さんを失いました。またスタッフ 2 名の自宅が全壊、私も従姉が行方不明となり、1カ月後に遺体で発見されました。

❷管理者および補佐する立場としての実際の対応

1）被災直後の対応

　その日のその時間は、事務以外のスタッフはそれぞれが訪問中あるいは次の訪問先へ向けて運転中でした。所長からの「事務所に戻りましょう」とのメールでそれぞれが事務所に戻り、それぞれが避難しました。私が事務所に戻った時には誰もおらず、誰が戻り、誰がどこに行ったのかもわからず、ただオロオロするばかりでしたが、周りの状況から逃げたほうがいいと判断し、乗ってきた営業車を事務所前に置き、訪問バッグひとつ抱え高台に逃げました。そこで所長以外のスタッフ全員に会うことができました。所長は事務所に向かう途中で避難したほうがいいと判断し、高台の利用者宅に避難し、その後家に戻ったということでした。その夜は避難所となった市民会館で、運ばれてきた人たちの救護や要介護者のおむつ交換などの介護にあたりました。その日は雪が降る寒い夜で、寒さをしのぐため新聞紙やごみ袋を身にまとい、からだを寄せ合って暖をとりました。暗いはずの空が真っ赤に燃え上がっており、私たちの誰もが不安と恐怖と寒さに震えていました。翌朝、避難所から法人本部がある施設に行き、自分たちの安否報告を行いました。

2）被災翌日からの対応

　まず、翌日より所長と私は次のことに取りかかりました。

●被害状況の確認と利用者さんの安否確認

全くといっていいほど情報が入らない中、居ても立っても居られず、翌日より避難所である中学校の体育館へ毎日通い、利用者さんの安否確認と情報収集をするとともに、自衛隊の救護班が設置されるまでの間、救護活動を続けました。

避難所で活動することで私たちの存在がアピールでき、自然と利用者の家族やケアマネジャーが情報を届けてくれたり、避難先から訪問依頼や相談を持ち込まれたりしました。

私は従姉が行方不明ということもあり、時間があれば直接被災地に足を踏み入れ、自分で状況確認をして歩き回りました。

●訪問が必要な利用者のリストアップ

すべてを失ってしまった私たちには、「これからの訪問どうしようか？ 行くか？ 行かないか？」の迷いはなく、「どのようにして行くか」を考え、被災2日後には直ちに訪問が必要な人をリストアップしていました。唯一持って逃げた訪問バッグとその中にあった利用者一覧がその作業をスムーズにし、私たちを前向きにさせてくれ、被災6日後より歩いての訪問を再開しています。

●支援チームとの連携・協力

訪問再開時は2～3名のスタッフで歩いての訪問でしたので、訪問できる範囲・ケアが限られてしまい、これ以上自分たちではどうすることもできませんでした。

そのような中、3月25日に愛媛県「たんぽぽクリニック」の永井康徳先生、地元で被災された「村岡クリニック」の村岡正朗先生、「気仙沼市立病院」の横田成邦先生を中心に巡回療養支援隊（JRS）が立ち上がりました。

JRSは一方的な支援ではなく、地元で在宅医療にかかわっている医師・看護師・ケアマネジャー・県や市の保健師等と一緒にカンファレンス・情報交換を行い、チームで在宅医療を展開する活動でした。

私たちも、遠くて行けない利用者さんをお願いしたり、急な熱発や状態悪化時などにすぐ対応してもらい、随分助けていただきました。

また、訪問の足である車を失い歩いて訪問していましたが、4月4日には国際保健協力市民の会（SHARE）より無償で車3台をレンタルさせていただいたことで、利用者全員を訪問することが可能になりました。

●褥瘡への対応

たとえば、褥瘡の利用者さんへ訪問した際、いつも同じ医師が訪問するとは限らないため、医師により毎回指示薬が変更になってしまい、統一性がありませんでした。そこで、医師間での申し送りを徹底していただくようにお願いし、指示の統一化を図っていただきました。

また、甚大な被害だったこともあり、薬・高価な被覆材・栄養補助食品などを使わせていただき、大変ありがたく助かりましたが、「この支援もいつかは終了し、もとの生活に戻さなくてはならない」と思った時、高価な物をいただき、無償で

毎日訪問して処置してもらえることに慣れてしまったご家族の気持ちをどう切り替えていくかを思うと、大変でした。

3）震災後に行った災害対策マニュアルのさまざまな見直し

●ステーションの災害発生直後の行動の見直し

　震災前は「何かあったらステーションへ戻ること」と決められていました。しかし、震災後は各自が自分の考えで行動し、安全を確保したのち、落ち着いたところで状況を所長に連絡するということにしました。今回の震災でも安全なところに避難したにもかかわらず、危険な場所に戻ったことで亡くなってしまった人たちが多くいました。とにかく「自分の命は自分で守る！」が大切です。生きていれば必ずどこかで会えるのです。

●訪問先への「災害時の対応について」の説明

　次に、各訪問先へ"地震津波時の対応についてのお願い"という文書を配布しました。その内容は、「津波注意報や警報が出された時は、解除されるまで訪問をいったん休止させていただきます。訪問中の場合は利用者やそのご家族の安全の確保に努め、私たちもすぐに安全な場所に避難させていただきます」といったものです。

　この文書を利用者さんに配布したことで、有事の際に私たちがどう行動するか理解していただき、注意報・警報が解除されればスタッフはまた来てくれるということを利用者さんにわかってもらえ、私たちの気持ちも楽になりました。

●そのほかの見直し

　そのほか、災害時の要連絡者として利用者さんの中から「独居者」「日中独居者」「人工呼吸器装着者」「在宅酸素使用者」をリストアップし、連絡先の一覧表を作成し、連絡担当者を決めて安否確認を行うようにしました。

❸ 震災を経験して

1）電源確保の重要性

　東日本大震災は甚大な被害だっただけに、長期にわたりライフラインがすべて途絶えたことで、エアマットの電源が切れってしまったり、低栄養や劣悪な環境下での避難生活などが要因となり、かなりの人たちに褥瘡が発生し悪化がみられました。

　さらに、在宅では、人工呼吸器・在宅酸素・吸引器など電気を必要とする医療機器を使用している人が多く生活しています。震災を経験したからこそ、救急車等の公的支援が入るまでの時間、自分たちでどう命をつなげるかを考え、電源確保についても複数の対応方法をあらかじめ準備しておくことが最も重要であると思います（**表5-1**）。

表 5-1　電源の確保

・発電機・車用インバーター・ソーラーパネルと電源確保を多様化する
・充電式吸引器のほか、手動式や足踏み式の吸引器も準備する
・在宅酸素はできれば内蔵バッテリー付きのものを準備する（独居者や老々介護者の場合は、特に緊急時の対応困難が考えられる）
・常日頃から「停電時のエアマットの取り扱い」を確認しておく
・車のガソリンを常に満タンにしておく（車用インバーター使用時や避難のためにも）

❹最後に

　今や毎年のように大災害が発生しています。天災は、いつでもどこでも発生し、遭遇することを、改めて認識せずにはいられません。「東日本大震災」というとてつもない大震災を経験したからこそ、日頃の備えについて再検討し、想定外のイメージをどれくらい想像し準備できるか、自助への支援を高めていく必要があると思います。

　7年という年月が経過すると、やはり自分の中での記憶や危機感が薄らいできていることも事実です。もう一度「あの時」を思い出し、万一に備えること、風化させないためにも記憶を伝えていくこと、今現在での避難経路の確認を行うなど、スタッフに災害を見据えた指導・支援を継続していくことを心がけています。皆さん、「津波てんでんこ」「命てんでんこ」です！！

第 5 章　被災体験をもとに

2 訪問看護ステーション連絡協議会等としての対応

1　大阪北部地震および台風 21 号の体験をもとに
◆一般社団法人大阪府訪問看護ステーション協会　前会長　立石容子

❶ はじめに

　大阪府訪問看護ステーション協会は、2023 年現在、府下 1,600 施設の訪問看護ステーションのうち 980 施設が参加している巨大な組織です。大阪府は、大災害を経験したことがありませんでしたが、東日本大震災を契機に、大阪府医師会や看護協会、介護支援専門員協会や行政等の協力を得て、災害対策ネットワーク検討委員会を発足させ、2013 年に 2 つの訪問看護災害対策マニュアルを作成しました。1 つ目の「がんばろうマニュアル」は、全国訪問看護事業協会編の「訪問看護ステーションの災害対策」の資料を参考に各フェーズごとの自施設の事前対策および行動マニュアルを策定したものです。もう 1 つの「たすけあいマニュアル」は、訪問看護ステーション同士が相互支援するためのマニュアルです。大阪府は、他府県と比較して小規模事業所が多数存在するため、災害時には相互支援が必須であると考え、そして、円滑な支援のためには情報の共有が基盤であるとして、大阪府の訪問看護ステーション全体を IT でつなぐメーリングリストの配備を計画しました。予測はしましたが、即時全会員に受け入れていただくのは難しく、災害対策委員十数名からスタートしました。しかし、徐々に参加数は増え、府内各地の 100 名を超える役員につながるようになりました。現在では、各ブロック地域においても、多数のブロック地域でこれらの機能が平常時から活用され、情報交換、訪問看護事業を推進する有用なツールになっています。本項では、大災害に遭遇することはまれな大阪府が、連続して被災した 2 つの災害について述べたいと思います。特に後の災害時に、先の災害の教訓が活かされたかの検証に有用だと考えています。

❷ 大阪北部地震による被災状況と各訪問看護ステーションの活動
1）被災状況

　2018（平成 30）年 6 月 18 日（月曜日）、午前 7 時 58 分、大阪府高槻市を中心とする最大震度 6 弱、マグニチュード 6.1 の直下型の大阪北部地震が発生しました。三島、豊能、北河内の地域おいて、家屋の倒壊、断水、停電の被害があり

ました。停電は比較的早く当日には解消されましたが、断水やガスの停止は10日間続いた地域もありました。利用者の転倒による骨折や挫創、熱傷等はありましたが、直接的な訪問看護利用者の死亡はありませんでした。他の大地震と比較すると、地震の規模は小さいものの、大阪府にとっては観測史上90年ぶりといわれる地震でした。

被災地の訪問看護ステーションでは、事務所内の設備が倒壊して破損する被害はありましたが、幸い大きな人的被害はありませんでした。当該施設では、平常時の活動をすべて中止して、利用者の安否確認のための電話連絡や、臨時訪問を行って利用者の状況を把握、対応しました。地域の自治体と共に高齢者の家庭を巡回したり、府内各地に設置された避難所へ独自に出動した訪問看護ステーションもありました。苦労しながらできる限りの活動をなされたことがわかります。

2）協会としての対応

●当日

発災時刻には、すでに職員が出勤しており、執行部役員が災害対策本部を設置しました。そして、最初に、当該地域の被災状況の情報収集を行いました。次いで、この日予定されていた研修会の中止を決定して、職員が中止連絡を行いました。各地の情報収集は、前述の普段から使用しているメーリングリストを活用し、各地の会員に被災状況の情報提供の呼びかけを行いました。被災地域以外の会員からは、4時間程度で情報が徐々に集まりましたが、被災地域の情報が入手できたのは、6時間が経過した後でした。そして、ほぼ正確な各地の被災状況が把握できたのは、地震発生後12時間以上経過した後でした。

●2〜3日

協会では、さらに情報収集に努めました。特に、各地域へ支援の必要性や必要な災害物資の問いかけを行いました。発災から3日目に、ようやく、被災地のメーリングリストからの連絡により、それぞれ支援は不要、自施設や地域で対応が可能と判明しました。災害対策本部からの呼びかけで、自主的に地域の避難所を巡回訪問する訪問看護ステーションもありました。

●4日目以降

協会にどんどん多くの情報が集まりはじめ、情報の集約がなされました。これらを各ブロック地域へ発信しました。この中で、自主的に、被災地へ支援のための看護師を派遣できるという声が上がりました。しかし、混乱を収束できるよう精一杯活動する現場と、支援提供を申し出る訪問看護ステーションの考えを一致させることは難しく、十分な実現には至りませんでした。入手した情報を行政へ報告、行政からも他団体から得た情報の報告を受けましたが、協会と行政との連動した活動には至りませんでした。

●1カ月

1カ月を経て、状況の安定化とこれ以上の変化のないことを確認して、当協会の災害対策本部を解散しました。

●2カ月

訪問看護師管理者研修会において、急遽テーマとして災害対策を選び、200名の参加のもと活動報告等を行い、会員の災害対策への意識向上を図りました。

❸台風21号による被災状況と各訪問看護ステーションの活動

続いて、2018年9月4日（火曜日）、台風21号の最大風速60メートルの暴風雨により、道路の寸断、交通機関の運休、高層ビルの破損、住宅被害、橋梁の破壊等が大阪府内のほぼ全域に発生しました。電線が破断されて停電が2週間以上の長期に続く地域もありました。地震や豪雨災害後に到来した台風でもあり、土砂災害の危険性もありました。地震とは異なり、事前対策が可能となる台風では、前日より、利用者への呼びかけや利用者の各種医療機器への対応等を行いました。多くの訪問看護ステーションでは、職員の安全性の観点から、午前中に訪問看護を終え、午後は待機、台風が通り過ぎた夕方以降に安否確認等を再開しました。また、利用者宅の修復や地域の利用者宅の巡回を行った訪問看護ステーションもありました。

1）協会としての対応

●当日

協会と各地域訪問看護ステーションとの情報共有は機能したものの、直接支援までには至らず、各訪問看護ステーションの個別対応となりました。協会の事務局体制と行動指針を、大阪北部地震以降整備していたことから、通常業務から災害発生時の対応への変更が円滑に行われました。

●1週間後

情報収集のために当協会職員を被災地に出動させました。正確な情報を得て、状況把握のために現地に赴く重要性とその効果を確認することができました。

❹被災体験を振り返って（現在の状況、今後の課題）

今回の2つの災害を経験して、各事業所の事前対策は未整備であり、より実際に活用できるマニュアル整備の重要性が浮き彫りとなりました。また、協会においても、発災時の対策マニュアルが役員中心となっていて、事務局活動が位置づけられておらず、事務局内の連絡網が整備されていない実態がありました。災害対策マニュアルが作成された当時は、事務局職員は2名のみであったものが、この10年で、10名にまで増え、会員数も2倍と増え、年間の研修受講のべ人数は4,500人を超える巨大組織となっているにもかかわらず、マニュアルの改訂や

変更がなされていなかったことに大きな課題と反省点があります。災害時の情報収集と共有の重要性も痛感されました。情報の収集と共有に大きく活用できたのは、平常時から使用していた情報共有ツールでした。これは、平常時から活用していたことから円滑に運用できたものと考えます。

　これらの経験により、事務局内の連絡網を整備、発災時の事務局内の行動指針の策定を行うほか、「研修・イベント中止基準」を作成しました、現在の取り組みとしては、ホームページを刷新し、府内各地に点在する役員が情報を自ら発信できる形へと変更しています。また、2019年度には、府の委託事業「大阪府在宅患者災害時支援体制整備事業」を実施しました。この事業で、訪問看護師や臨床工学技士、地域行政、協力団体で構成する委員会を設置し、在宅で療養する人工呼吸器使用の患者に対して、停電時の非常電源確保対策や行動指針をマニュアル化し、府内44カ所の訪問看護ステーションの協力を得て、発電機、蓄電池を整備、セーフティネットとして活用できる仕組みをつくりました。現在でも、マニュアルの周知活動や、発電機、蓄電池の体験研修などに引き続き取り組んでいます。

2 熊本地震の体験をもとに

◆訪問看護ステーション清雅苑 木村浩美

❶ はじめに

昨今自然災害が各地で発生し、テレビの中の映像に2年前がよみがえります。2016（平成28）年4月14日（土曜日）と4月16日（月曜日）の2回、震度7という熊本地震を体験しました。

私屋も家屋内は半壊に近い状況に見舞われましたが、出勤は可能で職場で寝起きをしながらさまざまな対応を行いました。自ステーションでは、役割分担を指示し、水や食料など支援物資を持って翌日から訪問を開始しました。

❷ 熊本県訪問看護ステーション連絡協議会としての活動

●本来ある連絡網を使って会員の状況把握

熊本県訪問看護ステーション連絡協議会管理者代表として、県看護協会、県医師会、全国訪問看護事業協会等から被害状況の問い合わせやお見舞いなどの連絡が入り、その対応や連絡にも追われる日々でした。会員ステーションのスタッフ・家族の被害状況把握や人・物の不足状況を把握するためのFAX、または、厚生労働省や全国訪問看護事業協会からの情報提供などのFAXを合わせると、地震被害後の6日間に8回の発信を行い、それらの返信に対応しました。

会員からの返信で挙がった問題に、
①地震後の室内片づけを手伝う人がいない
②個人事業所もあり、ケア物品が不足している
③余震が続く中、個々の事業所で対応している
と不安が大きいことが把握できました。

①に関しては苦肉の策で、在宅看護実習に来ている大学に「片づけ学生ボランティア」の要請をしました。2カ所の大学が要請に応じ、熊本市内の訪問看護ステーションに110人の学生がボランティアとして訪問看護師に同行し、室内の片づけを行いました。

●組織としての支えとさまざまな連携

②③の対応策としては、市医師会館を借りて管理者が情報交換や物品のシェアを行える場を提供しました。訪問看護師自身も被災者でありながら、災害直後から自宅や避難所、車中泊の現場へと訪問して看護を行っており、恐怖と不安、さらに疲労の蓄積はピークに達していたと思います。会場で顔を合わせるなり皆で手を取り、「よかった」「安心した」と涙しました。

震災直後の物資流通不足と水不足で、在宅の現場で困ったのは、濡れティッシュやおむつ、皮膚保護材、栄養補助食品などでした。少しずつ普段の生活を取り戻しましたが、「話せる」「聞ける」「頼れる」仲間がいることを実感できたことで、

乗り越えられたと思います。

　また、全国の訪問看護師からの心配や応援の声も伝え、同じ立場にいる者同士が互いに「つながり」を感じることも大事であり、組織としての支えや連携のあり方を考える機会となりました。1週間連絡のとれない訪問看護ステーションが1カ所あり、心配でやきもきしていたら、某製薬会社の営業から「その地区へ支援物資を届けるため、現場確認してきます」と応援の声が届き、安否を確認することができました。普段からいろいろな業種と連携を図ることの大切さを痛感しました。

●訪問先への移動の状況

　各地で災害が発生する中、東日本大震災の教訓「訪問車のガソリンは常に満タンに近い状態にする」を周知していたため、給油渋滞は回避でき訪問を続けることができました。しかし、車が押しつぶされ使用できないステーションや、普段通行できる道路が倒壊し訪問できないステーションもありました。また、救急搬送車や支援車両等多くの車が使用可能な道路に集中するため、訪問の移動時間が通常の3～4倍の時間を要し、疲労する日々がしばらく続きました。利用者への訪問ルートは、一般道以外も把握しておくことが必要です。

●利用者の居場所の移動への対応

　激震地とそれ以外の地域で多少異なる被災状況であっても、災害の特殊性（余震が多く、また続く）の中で「自宅」を追われる方の多いことが問題となりました。余震が続くことで利用者の居場所が転々と移動するという特徴があり、避難所・自宅・車中等をその都度確認する手間も生じました。ケアマネジャーや通所サービス、訪問介護事業所間と利用者の状態や位置情報の交換などがうまくいったケースもあればそうでないケースもあり、サービス間の統一した連絡ルールの構築が今後求められると思います。

●利用者への物資の配給・行政との連携

　訪問看護利用者には、自分や家族で水や救援物資を配給所までもらいに行くことが困難な方が多いため、訪問看護ステーションが代理で受け取る仕組みができないかと、区役所へ交渉しました。そして、うまくいった区役所のノウハウを他の区役所へ伝えて、熊本市5区すべてで対応してもらいました。県連絡協議会として行政と交渉できた場面です。

●レセプト処理・訪問看護の請求への対応

　訪問看護ステーションの経営という面で、地震が起きた4月のレセプト処理が問題なく行えたのか、請求に不都合はなかったかについて、県下の訪問看護ステーションにアンケートを行いました。結果はレセプト請求のトラブルはなく、請求をしなかった／できなかった事例はわずか4件でした。請求できなかった事例は老人保健施設への訪問看護派遣の例ですが、しなかった事例としては、避難所で家族と合流できるまで付き添った例、避難所や訪問看護ステーションに一緒に避

難した例などで、災害時は避難場所等が自宅見なしとなり、何らかのケアを実施したら請求は可能であったが、費用説明のタイミングを逃したため、請求しなかったというものです。

確実な請求を行うために、県連絡協議会として事業協会本部を介して、厚生労働省からの正しい情報を会員へタイムリーに提供したことの結果だと思われます。県レベルではわからない事態に、中央から指導・助言を得られることは心強くもあり、県連絡協議会という事業所団体として求められる役割を実感しました。

❸ 連絡網の充実とSOS発信のシステムとツールづくり

●連携強化を目的に

熊本県訪問看護ステーション管理者会では、個々の訪問看護ステーションが孤立することなく地域で物も人も交流し連携強化を図るために、2016（平成28）年9月に災害委員会を立ち上げ、7ブロックの会員の連絡網の充実とSOSを発信できる組織づくりに着手しました。これまでに、宮城県訪問看護連絡協議会の書式を参考に「連絡網フローチャート」や「SOS発信用紙」（**図5-1**[2019年時点]）を作成しました。

●災害シミュレーションによる改訂

2017（平成29）年3月、県下での訪問看護災害シミュレーションなどを実施し、記載内容や連絡の流れを検証して改訂しました。

さらに2018年度は、災害時の連絡やサポートを確実なものにするため、①連絡網には副代表を追加し、②ブロックごとに少し離れたエリアで開設しているステーション間を「ペアステーション」としてつなぎ、③ファースト連絡先として相互に支える関係を強化するシステムに変更しました。また災害はいつ遭遇するかわからないため、個々の訪問看護師が冷静に対応するための指針として、ポケットサイズの「行動表」を作成し、会員の訪問看護ステーションへ配布しました。8月には第2回目の災害シミュレーションを行い、ペアステーションとの相互安否確認、SOSの発信周知、本部機能の検討を行いました。

災害から2年が経過する中で、管理者の交代や新規事業所の加入も多く、訓練実施の反応に温度差を感じることになりました。今後、各訪問看護事業所に「災害連絡マニュアル取り扱い」の設置と周知に加え、SOS発信用紙もさらに改訂していく予定です。

図 5-1 連絡網フローチャートとSOS発信用紙（2019年時点）

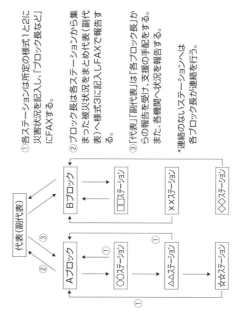

地震・大規模災害時の対応連絡網の使い方について

＜目的＞
熊本県内地震（地震：震度6以上）、大規模災害（ライフラインが寸断されるような大きな災害）が起きた場合に、速やかに被害状況を把握し、災害時連絡網を活用して支援（支援物資・人的支援）が十分にに行き届くようにするため、災害時連絡網を整備します。

災害時連絡網の対象訪問看護ステーションは、熊本県訪問看護ステーション連絡協議会に加入している訪問看護ステーションです。
災害時は看護協会、日本訪問看護財団、全国訪問看護事業協会、行政等と連携を図っていきます。

① 各ステーションは所定の様式1と2に災害状況を記入し、「ブロック長など」にFAXする。

② ブロック長は各ステーションから集まった被災状況をまとめ代表（副代表）へ様式3に記入しFAXで報告する。

③ 「代表」副代表」は「各ブロック長」からの報告を受け、支援の手配をする。また、各機関へ状況を報告する。

＊連絡のないステーションへは各ブロック長が連絡を行う。

3 東日本大震災の体験をもとに

◆宮城県訪問看護連絡協議会　松浦千春

❶ はじめに

　2011（平成23）年3月11日（金曜日）、午後2時46分。東北地方を襲った東日本大震災は、在宅で療養していた利用者と家族、そして多くの訪問看護ステーションに被害をもたらしました。宮城県訪問看護連絡協議会（以下：協議会）は、被災3日後から会員ステーションの被害状況の情報収集を開始しましたが、思うように状況をつかめない日々が続きました。その経験から、協議会として災害時対応連絡網を作成するまでに至った経過を報告したいと思います。

❷ 災害対応システム委員会の発足

　被災3日後から被害状況の確認をしていくと、「訪問看護師が亡くなった」「事務所が流され、カルテが1つ残らずすべてなくなった」「公用車や職員の自家用車が流された」など、想像を超える被害報告が次々にされました。また、「ガソリンがなくて動けない」「医療材料が届かず困っている」など多くの相談も寄せられました。当時、協議会には『災害時マニュアル』がありませんでした。しかし、県内の90カ所ものステーションが加盟している組織としてできる支援をしようと、前会長が指揮をとり、**表5-2** の取り組みを開始しました。

　これらの取り組みを行う中で、災害時、どこのステーションが、何で困っているか迅速に把握するのは大変困難であると痛感しました。このことから、理事会で災害時に各ステーションと速やかに連絡がとれる体制をつくろうと意見がまとまりました。そして2013（平成25）年5月、災害対応システム委員会が発足し

表5-2　被災直後の取り組み

①県内の加盟ステーションの被害状況の把握
②各関係機関への被害状況情報提供
③全国から届いた支援物資の提供
④各機関からの要請（アンケート、被災状況の確認等）の窓口となり、各ステーションへ連絡
⑤必要な情報提供のための臨時ニュース発行
⑥各ステーションで必要な支援物資等、要望の取りまとめ
⑦被害状況の継続的な調査の実施
⑧全国訪問看護事業協会との懇談会の開催
⑨被災1カ月後、加盟ステーションの情報交換会の開催
⑩被害、復興状況や協議会の取り組みを記録に残す（一年後、記録をまとめて冊子を作成）

ました。メンバーは、会長、副会長、当時、委員会活動として各種の調査を実施していた調査委員4名でした。災害対策本部は会長のステーションが被災することも想定し、副会長のステーションも本部の機能が果たせるようにしました。

❸ 災害対応システム委員会の活動

「被災した訪問看護ステーションへ必要な支援を迅速に行う」を目的とした災害対応システム委員会は、ゼロからのスタートですべてが試行錯誤の連続でした。災害対策本部の役割、いつ、どんな手段で被害状況確認を行うのかなど、検討することは山積みでした。

● 会員ステーションの状況把握

安否確認をするうえでライフラインの復旧が何よりも重要ですが、電気が復旧しなければ通信手段は途絶えたままです。東日本大震災の時も、電気が復旧した時期は地域差が大きく、最後に復旧した沿岸部は1年後でした。停電で固定電話は使用できず、携帯電話もつながりにくく、比較的つながりやすかったのが、携帯電話でのメールやLINEでした。そのため、安否確認をメールやLINEで行うことを検討しました。しかし、被害の大きい地域では、スタッフや利用者の安否確認、重症者のケア、ステーションの復旧などで、不眠不休の活動を行っていました。協議会とのやり取りが加わるとかなりの混乱を招いてしまうのではないかと、メールやLINEでの状況把握は困難だろうという結論に至りました。

結果、被害が大きく事務所が損壊した場合は協議会に直接連絡することを前提としました。そのうえで被災状況と必要な支援の把握は、ライフライン復旧後にFAXで行うことにしました。

● マニュアル作成・災害時対応連絡網の整備

その後、本格的にマニュアル作成に取りかかりました。状況確認用紙の具体的な様式も何度も検討し作成し直しました（「災害時FAX送付状」）。また、できるだけ迅速に情報収集ができ、近隣のステーション間でも相互支援ができるよう、県内を8つのブロックに分け連絡網を作成しました。さらに宮城県看護協会との協力も重要と考え、看護協会の訪問看護推進委員会と合同会議を開催しました。協議会の災害時対応の取り組みを伝えて情報を共有し、双方で連携を取り合うことを確認し合いました（「災害支援マニュアル」）。

2014（平成26）年の総会で、災害対応システム委員会活動を全会員に報告しました。マニュアルの活用方法、災害時対応連絡網を具体的に説明し承認を得ました。

● 災害時対応連絡網訓練の実施

マニュアルは作成したものの、実際の場面でどれだけ活用できるかの検証も必要でした。その年の秋、第1回災害時対応連絡網訓練を実施しました。訓練当日の午前8時30分、会長からの発信後、連絡網に沿ってすべてのステーションに

連絡が届くような動きとしました。スムーズに連絡が行き届いたブロックと、数日間かかったブロックがありました。時間がかかったブロックは、①年度途中で管理者が交代し、連絡網の申し送りがされず訓練を理解していなかった、②連絡網自体の存在を理解していなかったことが理由として挙げられました。このことから、連絡網の周知徹底が課題として挙げられました。

訓練2年目の2015（平成27）年は、課題をふまえて事前に地区ごとの交流会で災害時対応連絡網使用法の周知を徹底しました。新規加入ステーションには、地区の担当理事が連絡網の説明を行いました。しかし残念なことに、この年も同様の傾向がみられました。

訓練後に行った全ステーション、各ブロック理事へのアンケートでは、有効だと感じているステーションが数多くある中、「やっている意味を感じない」との厳しい意見や「本当に災害時に適切に動けるのか不安」などの回答もありました。やはり、90カ所を超える全会員ステーションの意思の統一に難しさを感じた瞬間でした。しかし、「継続は力なり」、続けなければ結果は出ないという思いで、毎年、災害時対応連絡網訓練を実施しました。2017（平成29）年は、事前に告知せず実施しましたが、大きなトラブルはありませんでした。そのことは、各地区ブロックの積極的な啓発を継続して実施した結果、手順や方法が周知されたと考えられます。

❹ おわりに

災害時対応連絡網および訓練は、2014（平成26）年より調査委員会が中心となって作成し、実施してきました。しかし、2018（平成30）年以降は、災害時の対応を検討する災害支援委員会として正式に立ち上げ、「災害時対応連絡網」の見直しを行い、会員のステーションが確実に活用できる災害支援マニュアルとして作り上げていく予定です。災害が発生した場合、協議会と各ステーションがスムーズに連携をとることができ、支援が整い、日々の訪問をステーションがいち早く再開できるような体制づくりを行っていきたいと思います。

第 5 章　被災体験をもとに

3 行政等との取り組み

1　西宮の訪問看護ステーションが行政の防災担当部署と災害対策に取り組んだ経緯と状況
◆社会福祉法人　西宮市社会福祉事業団訪問看護課　山崎和代

❶ 行政と取り組んだ経緯

●災害対策の必要性を管理者が理解することを実感

　西宮市社会福祉事業団の訪問看護ステーションは 1991（平成 3）年に開設され、1992（平成 4）年 4 月の訪問看護制度創設後、全国初となる指定訪問看護ステーションのうちの一つです。

　1995（平成 7）年 1 月の阪神・淡路大震災を経験し、災害時訪問看護やボランティア受け入れの経験をした被災ステーションでもあります。そのため、訪問看護ステーションの災害対応について、対外的にお話しする機会が時々ありました。その準備の際にいつも気になったことが、「災害時の訪問看護ステーションの役割が自地域で明確になっていない」ということでした。その理由として、訪問看護ステーションが地域医療を担うサービスの一つであることを行政がよく知らないために、地域防災計画で役割が明示されていないのではないか、そのことが訪問看護ステーションの災害対策が進まない理由ではないか、と考えるようになりました。

　そして、東日本大震災が起こりました。ボランティアで石巻に行ったことや被災ステーションの話を聞いたこと、阪神・淡路大震災での災害時看護の経験から、訪問看護ステーションが災害対策に取り組まなければと焦っていました。しかし自組織のみで対策をとったところで、大規模災害には役に立ちません。また、訪問看護ステーションの多くは小規模かつ管理者自身が貴重なマンパワーであるために、いつ起こるかわからない災害対策に時間を割くことより、目の前の仕事が優先されます。地域の訪問看護ステーション全体が災害対策に取り組むには、まず管理者がその必要性を理解する必要があります。

●行政と共同で「災害対応研修」を企画

　そこで 2012（平成 24）年当時、筆者が会長をしていた「訪問看護ステーションネットワーク西宮」（西宮市内の訪問看護ステーションの協議会）の管理者研修会で、「災害対策研修」を行うために準備を進めました。目的は、地域防災計画について管理者が学びこれからのことを考える機会にすることと、行政に訪

表5-3　講義内容

> ①地域防災計画の概要
> ②特に在宅療養者における当該計画上の特徴があれば教えてください
> ③その中で、特に訪問看護ステーションが災害時に担う役割について、当該計画上の特徴（もしくは構想）があれば教えてください
> ④防災計画担当部署として、地域医療において最も大事だと思われる点や、その担い手に伝えておきたいことがあれば教えてください
> ⑤防災に強い地域づくりの一例として、仕組みづくりがうまくいっている市内（地域）の具体例を教えてください

問看護の役割を知ってもらうことです。行政に**表5-3**の講義をしてもらいたい、と依頼・相談をすると、災害危機管理局担当係長のＡさんを紹介してもらいました。

　Ａさんは、とても問題意識の高い方でした。筆者自身が考えてきた訪問看護ステーションでの災害対策の重要性や、地域防災計画に訪問看護ステーションの役割が明確にされることが要援護者にとっての必要性をＡさんに伝えると、訪問看護や在宅医療を取り巻く状況について深く知ろうとしてくださり、心強く感じたことを覚えています。

　この準備段階で、直接的な関係がなかった災害危機管理局と訪問看護ステーション、各々の立場から地域防災に関する問題意識が共有できました。これは以降の取り組みにも非常に役立ちました。

❷管理者を対象に「災害マニュアル」づくりをワークショップ形式で

　「各々の訪問看護ステーションで使える災害対策マニュアルをつくるにはどうすればいいか」。これはずっと解決できなかったテーマでした。当ステーションでは『訪問看護ステーションの災害対策〜マニュアル作成と実際の対応〜』（日本看護協会出版会・2009年発行）（以下、テキスト）のマニュアル様式集（CD-ROM）に情報を入力し、訪問看護ステーションの災害対策マニュアルとして保存し周知していました。しかしマニュアルをつくったことに満足してしまい、効果的に活用ができないままになっていました。また、多くのステーション管理者がこの書籍を持っていましたが、「一人でどう取り組めばいいのか見当がつかない」という声も多数ありました。

　災害対策マニュアル作成の目的は、①管理者の防災への意識づけができる、②管理者が災害時の初期対応とその意義を理解する、③災害時の速やかな対応のための準備ができる、ことでした。

　そこでＡさんにテキストを見てもらい、どう進めるのがよいか意見を求めま

した。すると「テキストをもとにワークショップ方式で災害対策マニュアルを作成してはどうか」と、テキストを4つのパートに分け、講義とワークショップによるマニュアル作成を提案してくれました。

具体的には、「講義後に意見交換とマニュアル作成の時間をとり、時間内にできなかったところを持ち帰って取り組む」を4回繰り返し、各々のステーションマニュアルが完成するというものです。（「第3章2節」参照）

専門家による講義は貴重でした。テキストを読んだだけでは理解できないポイントについて解説を受け、災害対策に対する理解が深まりました。また、ワークショップでの意見交換は、疑問を解消することができ、理解を深めてからマニュアル作成ができる仕組みは、多忙な管理者にとって有効でした。

また、「必携防災カード」（図5-2）は、訪問看護ステーションの全スタッフが携行し、発災直後のスタッフの初動を助けるツールです。もともとは行政職員が発災時の初動確認のために携行していたものを、訪問看護ステーション仕様に変更したものです。

❸訪問看護ステーション間の緊急時連絡体制を構築

マニュアル作成のワークショップと同時に、発災時の圏域での連携や、行政からの情報を効果的に伝達できるよう、連絡網をつくりました。管理者が常時持つ携帯電話のメールアドレスに、会長（事務局）からメールを一斉配信し、管理者はそれに返信する仕組みにしました。

また、9月1日と1月17日をテストメール送信の日と決め、災害対策マニュアルの見直し状況やステーションでの取り組みを発信してもらい、それを情報共有して災害対策の取り組みを継続する機会になりました。

これは、2017（平成29）年度からSNSを使う方法に変更され、災害時だけでなく日常的な情報交換にも役立っています。

❹訪問看護ステーションでの発電機保管から地域の連携推進へ

東日本大震災による電力供給の停止に伴う人工呼吸器等利用者の死亡事案を契機に、電力会社から西宮市に発電機提供の申し出があり、障害福祉担当部署、保健所、災害危機管理局担当部署に訪問看護ステーションが加わり、緊急時の効果的な活用について協議する機会を得ました。

その結果、夜間にも活用が可能で、活用する人にわかりやすいとして、小型発電機が訪問看護ステーションに配置されることになり、西宮市と訪問看護ステーションネットワーク西宮で覚え書を締結し、協定を結びました。この協定では、小型発電機の状況確認および活用状況の報告が年2回義務づけられ、保健所が機器点検・確認と関係者の操作習熟のための研修を実施することになりました。これは、地域保健、障害福祉部署や訪問看護ステーションにとどまらず、地域の関

係機関が顔の見える連携を推進・継続するきっかけにもなり、地域での防災情報の共有が可能となりました。

なお2018（平成30）年1月に電力会社側の事情により小型発電機は引き上げられましたが、これをきっかけに始まった連携を根づかせていきたいと思います。

❺地域包括ケアシステムにおける防災の位置づけ

行政と訪問看護ステーションの協働により、地域の医療依存度の高い方への災害対応強化が必要であり、いまだ手つかずだと共通認識できました。Aさんは、それを地域防災計画に反映させ、継続的な仕組みとして整理できたと言えます。また、この取り組みをきっかけとして、行政における災害発生直後の要援護者の安否確認や、福祉避難所への誘導、ケアの継続といった安全確保の仕組みづくりに向け、関係機関や職種の役割分担を、関係者各々が認識できるよう取り組みを進めていくことになりました。

地域での普段からの「顔の見える関係」づくりは、地域包括ケアシステムの構築に最も求められています。この地域包括ケアシステムでも、地域で一人ひとりが「防災・減災対策に取り組む」視点をもち続け、実践することが重要です。

地域防災計画では、病院や診療所看護師、保健所・市役所保健師の発災時の役割が明示されています。一方、訪問看護ステーションに関する記載がない現状は変わっていません。訪問看護ステーションは事業所の規模が小さく、契約利用者への対応が主たる事業内容であるため、震災時にはまず利用者の安否確認が優先されます。阪神・淡路大震災でも実際に震災後数日は安否確認を行いました。災害時要援護者の安否確認を担う訪問看護ステーションの役割を、地域医療システムの中で明確にすることが望まれます。

図5-2 必携防災カード

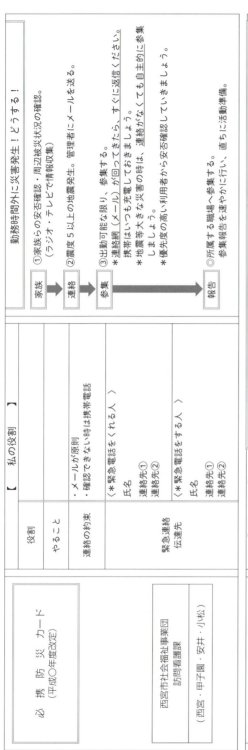

★当社サイトよりダウンロードできます。目次参照。

139

第6章

災害に備える保険の知識

第 6 章　災害に備える保険の知識

1 訪問看護ステーションにおける危険の整理

❶企業における３つの危険

　近年の社会環境の変化により、企業を取り巻くリスクは、多種多様・複雑多岐にわたります。そのため企業は、自社を取り巻くさまざまなリスクを予見し、「リスクがもたらす損失を予防する対策」や「損害が発生した場合の事故処理対策」などを考え、事業の継続と安定的な発展を確保していくこと、つまり「リスクマネジメント」が求められ、今まで以上にその対策が必要となっています。訪問看護ステーションも一企業体であり、同様のリスクマネジメントが求められています。

　そこで、訪問看護ステーションを取り巻くリスクを確認するために、企業における代表的なリスクを次のように３つに分けて考えることができます（**図6-1**）。

①企業資産にかかわる危険
②事業運営上の賠償責任
③従業員にかかわる危険

1）企業資産にかかわる危険

　「企業資産にかかわる危険」は、建物・設備、訪問看護事業に必須な社有自動車をはじめとする、以下の会社資産にかかる危険のことです。

・自然災害による固定資産、棚卸資産の損害
・火災、爆発による資産の損害
・地震による資産の損害
・盗難、火災、事故などによる現金、有価証券等の損害
・交通事故による社有自動車の損害　など

2）事業運営上の賠償責任

　「事業運営上の賠償責任」は、訪問看護事業活動の根幹である、訪問看護事業者やその従業員が、訪問看護事業の業務遂行に伴う利用者などの第三者への賠償リスクのことです。具体的に以下のようなリスクが考えられます。

・訪問看護業務に起因する、利用者への身体的・財物的損壊の損害賠償責任
・事業者敷地内における、管理責任上の過失による第三者への損害賠償責任

142

・社有自動車使用の事故による第三者への損害賠償責任
・経営責任にかかわる損害賠償責任（株主代表訴訟）　など

3）従業員にかかわる危険

「従業員にかかわる危険」は、職員が業務中にけがや障害を負った場合の職員に対して訪問看護事業者が負う危険です。
・従業員の業務中の事故
・雇用に関する従業員からの損害賠償　など

❷ 訪問看護ステーションにおける「企業資産にかかわる危険」

本章では、この企業における3つの危険のうち、**企業資産にかかわる危険**を、下記のとおり3つに分類・整理しました。
①訪問看護ステーションの「事務所・什器備品」の損害リスク
②訪問看護に使用する「会社所有の自動車」の損害リスク
③業務中の従業員のけがなどの「業務災害」

これらの「企業資産にかかる危険」に備える（リスクヘッジする）損害保険を、災害時に備える保険として、その特徴や加入時の注意点などについて、次節から述べていきます。

図 6-1　企業における代表的な危険

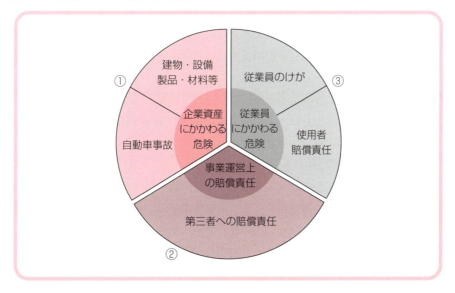

第 6 章　災害に備える保険の知識

2　災害から企業資産を守る保険

　企業資産を守る保険は、主に以下の3つに分けられます。
①**事業用の火災保険**：訪問看護ステーションの「事務所・什器備品」の損害リスクに備える保険です。
②**自動車保険**（任意保険）の車両保険：訪問看護に使用する「会社所有の自動車」の損害リスクに備える保険です。
③政府労災保険の上乗せの**傷害保険**：業務中の従業員のけがなどの「業務災害」に備える保険です。
　これらの保険は民間保険会社が販売する損害保険で、加入は任意です。しかしながら、訪問看護ステーションには、自然災害への備えとして、必要な保険と考えられます。そのため、加入検討や契約中の保険の見直しに役立つ知識やポイントについて述べていきます。

1　事業用の火災保険

　1つ目は、訪問看護ステーションの「事務所・什器備品」の損害リスクに備える「事業用の火災保険」です。

❶民間の損害保険では「地震リスク」は対象外

　自然災害と聞いて、一般にまずイメージして心配されるのは、地震であると思われます。しかしながら、損害保険では、**地震・噴火・津波が原因**による損害は天災危険と称し、保険金支払いの対象となっていません（いわゆる絶対免責）。
　つまり、
・地震による失火が原因で事務所が消失、倒壊してしまった
・地震による津波が原因で事務所が消失、倒壊してしまった
などは、保険の支払対象外なのです。
　「地震保険があるのでは？」と思われるかもしれませんが、地震保険は居住専用の住宅に火災保険とセットで限定的・例外的に補償するものです。事業用専用の事務所や事業用のテナント事務所には、地震等の天災が原因による事業用財物に対する保険はないのが現状です。地震リスクは予想が困難で、かつ、発生した場合は広域となるため、民間の保険会社では対応することが困難なリスクとされていることが主な理由です。

144

保険での備えができないので、「災害対応マニュアル」などによる日頃からのリスクに対する備えがいっそう重要といえます。J-SHIS 地震ハザードステーション[1] などのウェブサイトを活用し、事業所所在地を実際に検索し、リスク状況を把握して対策を講じておくことが大切です。

❷知っておきたいこと1：火災保険の補償範囲は意外と広い

ここからは、さまざまな事故原因による損害に対しての火災保険の補償内容を説明していきます。

まず、下記の例のように、事故原因をカテゴリー別に整理し、その補償範囲をワンセットとして〇〇プランとして販売しているケースが多いので、必要な補償を一つひとつ選択する方式での火災保険は販売されていないのが実情ということを押さえておきましょう。

＜事業用の火災保険商品の販売例＞

補償内容のラインナップにより、次の3つに分けて販売されています（**図6-2**）。

・スリムⅠプラン　最低限の補償のシンプルなプラン

図6-2 業務用火災保険商品の3つに分けた販売例

財物損害の補償（物損害補償条項）			
スタンダードプラン　充実補償のプラン			
スリムⅡプラン　基本的な補償をそろえたプラン			
スリムⅠプラン			
火災	給排水設備に生じた事故などによる水ぬれ	盗難（盗難による建物の損傷・汚損、建物内収容の設備・什器等、家財に対する強盗・窃盗）	盗難（建物内収容の商品・製品等に対する強盗・窃盗）
落雷	騒擾、労働争議に伴う暴力・破壊行為	水災 ＊スタンダードプランは100％補償 ＊スリムⅡプランは最大70％補償	破損・汚損等
破裂・爆発	航空機の墜落、車両の衝突等		
風災、ひょう災、雪災	建物の外部からの物体の落下・飛来・衝突等	通貨・預貯金証書の盗難 ＊設備・什器等または家財を保険の対象として契約している場合	

145

・スリムⅡプラン　基本的な補償をそろえたプラン

・スタンダードプラン　充実補償のプラン

●補償内容についての主なポイント

　以下、火災保険の補償内容についての主なポイントをまとめます。

①「火災」の損害には、火災だけでなく、消化活動による水濡れも含まれる。また、人身の過失による失火による火災だけでなく、もらい火による火災の損害も含まれる。

　近年の大火災の事例では、2016（平成28）年12月の新潟県糸魚川市での広域火災が記憶に新しいと思います。この事故は、飲食店の鍋の空焚きによる失火が原因でした。日本には失火法があり、火災の原因が重過失でなければ、失火元に賠償責任は発生しません。つまり、失火元に損害賠償ができないのです。それゆえ、自身の資産は自分で守る必要があります。それのためにも火災保険の手配が必要なのです。

　これは、日本では木造住宅が多く、いったん火災が生じた場合、近隣への延焼が広範囲に及び、そのすべての損害賠償を失火者が負うのは苛酷であるとの理由から、失火法により火元の損害賠償責任は免除されているからです。つまり、隣家からのもらい火や消火活動による被害に遭われた場合でも、火元に損害賠償を請求できないケースが多くあるので、自身での備えが大切なのです。

②「風災、ひょう災、雪災」などによる損害は、意外に件数が多い。

　これらの事故の支払件数は火災保険全体の23.3％で、支払保険金は火災保険全体の27.1％を占めています。

　保険金が支払われる事故の主な例として、下記があります。

・台風によって屋根や瓦が吹き飛ばされた

・積雪によってサインポールの柱が曲がってしまった

・台風が発生しその強風により窓ガラスが破損した

　屋根の損傷部分を修理するためには、足場となる櫓を組んだりすることで、復旧費用が高くなる傾向があります。

③「水災」とは、台風・暴風雨などによる洪水・高潮・土砂崩れによって被った損害のことをいう。

　主な事故例として、下記があります。

・台風による洪水で、事務所の地下駐車場のエレベーターならびにエスカレーターの一部が浸水した

・事務所周辺の河川が氾濫し、敷地内全域が約80cm〜2m浸水した。建物は床上浸水し、水が引いた後に、泥やごみが滞留したため、長期にわたり休業することになった

　最近話題になるゲリラ豪雨による水災事故も、この「水災」に当たります。ゲリラ豪雨は、総雨量は少なくても、局地的な大雨により、十数分で甚大な被害

をもたらすことも珍しくありません。地域によっては、土砂崩れ・崖崩れなどを起こし、また、河川では氾濫がたびたび発生します。事務所の所在におけるリスクを自治体等が作成しているハザードマップで確認し対応策を検討するとよいでしょう。

また、損害の認定は、保険の対象建物が、「床上浸水または地盤面より45㎝を超える浸水」を被り、保険の対象（建物・設備もしくは什器・備品）に損害が生じた場合となります。さらに、損害の補償額については、最大70％までの補償プランやしっかり100％補償するプランなどがありますので、こちらも自身の補償内容と補償額をしっかりと確認しましょう。

❸ 知っておきたいこと2：火災保険の加入形態に注意

● 保険の対象の選定

保険の対象とは、保険の目的ともいい、火災保険で補償される事故にあった場合の対象のことをいいます。まず、これは、建物を自己所有している場合とテナントとして入居している場合とに分けて考える必要があります。**表6-1** にまとめました。

次に、リスクに備えるための「保険の対象」を選択し決定します。主な保険の対象は、**表6-2** のとおりです。

＜注意点＞

テナントの場合の注意点は、テナントの事業者が自費で設置した造作を「設備・什器等」に含めて保険の対象とする場合には、そのテナント事業者が造作の所有者であることにつき、建物オーナーに必ず確認をとることが必要です。なぜなら、テナントである事業者の所有物でない造作を「設備・什器等」に含めることができないからです。

また、リース・レンタル機器等については、当該事業者以外の方が所有権を有

表6-1　手配が必要な項目

	建物	設備 （建物定着の造作 など）	什器・備品	建物オーナーへの 賠償責任
自己所有の場合	○	○	○	×
テナントの場合	×	○	○	○

表6-2　保険の対象

保険の対象	説明
建物	土地に定着し、屋根および柱または壁を有するもの 門、塀、垣、タンク、サイロ、井戸、物干等の屋外設備・装置を除く
設備・什器等	建物内収容の設備、装置、機械、器具、工具、什器または備品

147

表6-3 「再調達価額（新価）」と「時価額」との違い

再調達価額（新価）	建物等を元通りに修理したり、同等の新品に買い直すために必要な金額
時価額	「新価」から、使用による価値の下落分等を差し引いた金額

図6-3 新築時の新価と時価額の関係

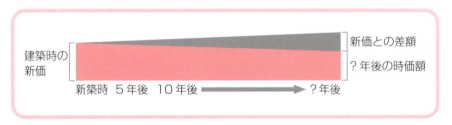

する物件であるため、保険加入時にその旨を明記することが必要となります。これは、事故があった際の保険金支払い時のトラブルをあらかじめ回避するためのものです。（テナントの場合に必要な保険→次項「④知っておきたいこと3：こんな特約（オプション）もあり）」参照）

●保険金額の設定

　保険金額の設定については、再調達価額（新価）と時価額との2種類があります。その設定には、「建物」「設備・什器等」などの保険の対象にどれくらいの価値があるのかを評価（査定）する必要があります。「再調達価額（新価）」と「時価額」との違いは**表6-3**のとおりです。

　なお、**図6-3**のとおり、新築時には新価と時価額は同じですが、古くなるにしたがって時価額は下落します。定期的に修繕して使い続けている建物は、約50％で下げ止まるものとされています。

＜注意点＞

　保険を付保する場合に、保険金額の設定が簿価であることが原因で、実際の資産に比べ大幅にかい離していて、損害の一部しか保険で補償されないことがあります。また、固定資産台帳に掲載しているものにだけ保険手配をされてはいませんか。減価償却済で帳簿上掲載されていないものについても保険手配は可能です。このため、保険金額の設定は非常に大切です。手配漏れがないかを確認のうえ、過不足のない保険金額を設定しましょう。

④知っておきたいこと3：こんな特約（オプション）もあり

　ぜひとも知っておきたいオプションについて、解説します。

●テナント事業者に必要な「借家人賠償責任・修理費用補償特約」

　テナントの事業者は建物オーナーと賃貸契約を締結しているので、建物オーナーとの関係では、失火法の適用はありません。よって、テナントである事業者

が自ら火元となり借りている建物等に損害を与えてしまった場合には、建物オーナーに対する損害賠償責任（債務不履行責任）は免除されないので、失火者は損害賠償責任を負うことになります。

この、借用施設に関して建物オーナーに対して法律上の賠償責任を負担することによって被る損害や、損害が生じた際に賃貸契約に基づきこれを自己の費用で修理した場合の修理費用を補償する、テナント事業者向けの特約が、「借家人賠償責任・修理費用補償特約」です。テナントの方は、このオプション特約の加入があるかを必ず確認してください。

2 自動車保険

２つ目は、訪問看護に使用する会社所有の自動車の損害リスクに備える「自動車保険（任意保険）」の「車両保険」です。

この車両保険は、事故で契約の車が壊れてしまった場合に、保険金額を限度にその修理費等が補償されます。前述の火災保険と同様に、以下のような事故が原因で、契約車に損害が生じた場合に修理費等を車の保険金額を限度に車両保険が支払われます。

＜主な事故例＞

・火災、爆発

・盗難

・騒じょう、労働争議に伴う暴力行為または破壊行為

・台風・竜巻・洪水・高潮

・落書、いたずら、窓ガラス破損

・飛来中または落下中の他物の衝突

・その他の偶然な事故

台風による車両のキズなどの損害は、後日洗車をした際にたくさんのキズがあり、台風によってキズだらけになったことに気づくことがよくあるようです

❶知っておきたいこと４：自己負担額の設定で保険料を安くできる

車両保険は保険料が高いとのイメージがあるかもしれませんが、「自己負担額（免責金額）」を設定することで保険料を削減することもできます。

また、全損の場合は自己負担額（免責金額）が差し引かれずに保険金が支払われます。つまり、保険金額100万円、免責金額10万円で設定した自動車が、水浸しとなり修理不能となった場合は、全損として自己負担額（免責金額）の10万円を差し引かずに保険金が支払われることになります。

＜例＞ 100万円－10万円＝90万円　ではなく、

100万円－0万円＝100万円　が支払われることになります。

149

❷知っておきたいこと5：地震リスクを補償する車両保険の特約がある

　車両保険では、「地震・噴火またはこれらによる津波」で、車が壊れたり、流されたりしても修理する費用などは補償されません。前述の損害保険の絶対免責のため、車両保険金は支払われません。

　ただし、地震・噴火・津波「車両全損時定額払」特約をセットした場合は、「地震・噴火またはこれらによる津波」によって車が全損となった場合に50万円が地震等保険金として支払われます（車両保険金額が50万円未満の場合は車両保険金額が限度）。この全損とは、契約の車が、流失または埋没して発見されなかった場合、運転席の座面を超える浸水を被った場合、全焼した場合などが全損とされ、保険金が支払われます。

　通常の車両保険と異なり、実際の修理費等について保険金が支払われるのではなく、全損となった場合に限って、事業継続に欠かせない代替車両の確保のため、中古車両購入や車両購入時の頭金に必要となる金額を目安に、この地震等保険金は一律50万円とされています。最大でも50万円の保険金では、少額だと思われる方もいらっしゃるかもしれません。しかし、熊本地震の際には、当面の事業立て直し資金の一部として大変助かったなど、多くの方々から加入していてよかったとの声が聞かれました（レンタカー費用や燃料費にあてることができたなど）。なお、保険料（掛金）は月額500円以下の程度です。加入を検討してみましょう。

3　傷害保険

　3つ目は、業務中の従業員のけがなどの業務災害に備える「傷害保険」です。

　業務上災害（労働災害事故）が起きた場合、職員および遺族への補償も訪問看護事業の経営にとっては大変重要な事柄となります。訪問看護事業に従事する職員が、業務中や通勤途上中にけがをした場合は、この傷害保険で補償されます。

　また、この傷害保険でも損害保険では、地震・噴火・津波が原因による損害は天災危険と称し、保険金支払いの対象となっていません＊（いわゆる絶対免責）。

＜補償される事故とは＞

　訪問看護サービス等の事業に従事する職員が、業務中（通勤途上を含む）に、急激かつ偶然な外来による事故でけがを被った場合。

＜補償される事故の例＞

・訪問看護サービス提供中、転倒してしまい、けがをした

＊全国訪問看護事業協会の「訪問看護事業者総合補償」保険制度の「管理者・職員傷害保険」は、地震もしくは噴火またはこれらによる津波によるけがも「天災危険補償特約」によって補償されます。

・訪問看護サービス利用者の宅を訪問するため移動中に交通事故に遭い、けがをした

・自転車で通勤途上、転倒してしまい、けがをした

4 まとめ

最後に、災害に備えるリスクを損害保険で備える場合の主なメリットとデメリットを**表6-4**にまとめましたので、参考にしてください*。

表6-4 災害の備えとしての損害保険のメリットとデメリット

メリット	デメリット
リスク転嫁（保険活用）	リスク保有（無保険）
①リスクの転嫁の処理手段として中心となる 「保険」は一般的に補償額に対するコストが安価であり、費用の合理性（最小化、経常化、平準化）の点で優れた危険処理効果をもっている。 （＝保険料は損金処理できる。）	①発生の都度、経常費として計上するか、または将来発生し得ると想定される損害に対し準備金を設定し（または引当金で対応）、損害が発生した場合にはその準備金を取り崩してその補填にあてなければならない。 （＝準備金は損金処理できない。）
②保険会社の付帯サービスには多種多様なリスクマネジメント支援サービスがあり、財物リスクを含む各種リスクの評価・分析、リスクの除去・軽減、リスクの回避のための施策・サービスの享受が可能であり、リスクの転嫁（保険）にかかる保険料コストの引き下げにも寄与できる。	②将来の事故発生頻度、損害額を正確に想定することは困難であり、想定の範囲（準備金）を超える損害が発生した場合、キャッシュフロー対策として銀行からの融資を受ける等により、将来にわたって負債を負う可能性が高くなる。

引用文献

1) J-SHIS地震ハザードステーション：Webサイト. <http://www.j-shis.bosai.go.jp/>

参考文献

・三井住友海上火災保険：事業活動総合保険「ビジネスキーパー」(2018年度版パンフレット).
・三井住友海上火災保険：自動車保険・一般用 (2018年度版パンフレット).
・全国訪問看護事業協会：訪問看護事業者総合補償制度 (2018年度版パンフレット).

※本章の執筆にあたり、全国訪問看護事業協会の「訪問看護事業者総合補償制度」の引受幹事会社である三井住友海上火災保険株式会社の保険商品や約款を参照しました。

＊データや補償内容は、「訪問看護事業者総合補償」保険制度の幹事引受保険会社の三井住友海上火災保険株式会社の火災保険（商品名「事業活動総合保険」ビジネスキーパーを参照としています。

参考
訪問看護事業者のリスクマップ

◎：影響が大きい　○：影響が中程度　－：影響が小さい

損失の発生要因	企業に与える影響					「損失の発生要因」別 想定される事故・トラブルのシナリオ例	主な保険商品
	自社				第三者賠償		
	財産損失	人的損失	収益減少	風評被害			
火災・爆発	◎	◎	◎	◎	◎	・スプリンクラーの故障を放置していたため、ボヤが大火災に発展し近隣家屋まで延焼 ・事業所内で使用していたリコール対象製品の家電が深夜に発火し、建物が全焼 ・職員の規則違反による寝タバコが原因で出火し、建物が半焼	（業務用）火災保険 企業費用・利益総合保険 施設所有（管理）者賠償責任保険 労働災害総合保険 業務災害補償保険 使用者賠償責任保険 傷害保険、生命保険
落雷	○	－	－	－	－	・落雷による過電流で、エアコンが損傷	
風水雪災	○	－	－	－	－	・強風により施設の看板が破損。一部が飛散し、隣家の屋根にあたり破損させた ・集中豪雨で施設の地盤が一部流出 ・爆弾低気圧の影響で河川が増水し、決壊。決壊箇所付近の平屋建ての事業所が浸水	
電気的事故・機械的事故	○	－	○	－	－	・空調関係の電気的故障で空調が停止 ・エレベーター用配電盤が短絡により溶融。復旧には配電盤交換を要し、交換までの半日間、職員が中に閉じ込められる	
漏水	○	－	○	－	◎	・給排水設備が破損。階下に漏水があり、建物・収容動産が汚損 ・事業所の給排水設備が破裂。漏水し、階下の会社の什器・備品が水ぬれ	
盗難	○	－	－	－	○	・職員の現金や私物等が夜間に何者かに盗まれる ・職員が使用している利用者情報の入ったパソコンが盗難に遭い、個人情報が漏えい	
地震・噴火・津波	◎	◎	◎	－	－	・大規模地震により建物が半壊し、全面復旧に半年を要する。また、職員が多数負傷 ・地震の発生で直接の被害は免れたものの、周辺の交通・物流機能がストップし、薬品、食品類が大幅に不足する。また、計画停電が数日間実施され、医療行為の遂行に支障が生じる	傷害保険、生命保険
交通事故	○	◎	○	○	◎	・利用者の訪問のために車移動途中で交通事故に遭い、運転手・相手が負傷 ・職員がマイカー通勤途上に交通事故を起こし、相手と共に負傷	自動車保険 労働災害総合保険 業務災害補償保険 使用者賠償責任保険 傷害保険、生命保険
労働災害 （職員の事故や災害）	－	◎	－	◎	◎	・職員が利用者の入浴介助中に腰を痛め、数週間の自宅療養を余儀なくされる ・突然暴れだした利用者を落ち着かせようとした際、職員が顔を殴られ負傷 ・人員削減に伴い業務量が激増したため、職員が過労で倒れ、2週間入院	

※保険商品は、記載事故例を必ずしも補償するものではありません。

ステーション用マニュアル　1

災害対策マニュアル

○○訪問看護ステーション

〈様式例〉

作成日		年	月	日
次回点検予定		年	月	日

★当社サイトよりダウンロードできます。目次参照。

153

2 ステーション用マニュアル

マニュアル内容一覧表（定期点検チェック表）

※各項の作成（点検作業終了）・ファイリングを確認したらサイン

	内　容	サイン
事前対策（点検）	1．設備の定期点検	
	2．設備・備品の耐震性の点検	
	3．危険物の点検	
	4．ライフラインの点検	
	5．通信機器・乗り物	
	6．備蓄品の点検（非常用品・看護用品）	
	7．災害時外部連絡先リスト	
	8．スタッフの緊急連絡先および緊急連絡網	
	9．スタッフへの防災対策（防災教育・訓練）	
災害発生（緊急）時対応	10．災害時の指揮系統および役割分担	
	11．災害発生時　スタッフの役割分担	
	12．安否確認表	
	13．応援スタッフへの依頼内容	
	14．災害発生時　事業所の被害状況　確認書	
	15．災害発生時　通信機器等の利用可能状況　確認書	
	16．訪問時の持参品　確認表	

携行用「災害時のワンポイントメモ」

1 設備の定期点検

		次回予定 / /			/ /			/ /		
		可否	実施日	サイン	可否	実施日	サイン	可否	実施日	サイン
消火設備	消火器		/ /			/ /			/ /	
	スプリンクラー		/ /			/ /			/ /	
	消火バケツ		/ /			/ /			/ /	
警報設備	自動火災報知器		/ /			/ /			/ /	
	ガス漏れ警報器		/ /			/ /			/ /	
	漏電警報機		/ /			/ /			/ /	
避難設備	非常口、防火扉		/ /			/ /			/ /	
耐震計の作動	エレベーター		/ /			/ /			/ /	
	ボイラー		/ /			/ /			/ /	
感震自動遮断装置	冷・暖房器具等		/ /			/ /			/ /	
			/ /			/ /			/ /	
避難経路	障害物撤去		/ /			/ /			/ /	

2 設備・備品の耐震性の点検

		次回予定 / / 実施日 / /		/ / / /		/ / / /	
		可否	サイン	可否	サイン	可否	サイン
レイアウト	背の高い設備や備品は壁際に置いている						
物品の落下防止	引き出し扉には止め金が付いている						
	棚は引き戸になっている						
	棚には落下防止策をとっている						
棚などの固定	書庫、薬剤庫等の棚は固定している						
	冷蔵庫は固定している						
収納方法	重量物は棚の下部に収納している						

3 危険物の点検

	次回予定 / / 実施日 / /		/ / / /		/ / / /	
	可否	サイン	可否	サイン	可否	サイン
プロパンガス、都市ガスには感震自動遮断装置を取り付ける						
石油ストーブには感震自動消火装置が付いている						
火用器具は振動で倒れないよう固定している						
火用器具の周囲に石油類、紙屑、カーテン、消毒薬など燃えやすいものは置いていない						

4 ステーション用マニュアル

4 ライフラインの点検

	次回予定	/ /		/ /		/ /	
	実施日	/ /		/ /		/ /	
		可否	サイン	可否	サイン	可否	サイン
電気	懐中電灯、電池の用意						
	キャンプ用ランプ（電池式）						
水	井戸水供給場所						
	飲料水の備蓄（3日分）						
	受水手段（ポリタンク 大・小、ポリバケツ、ホース等、非常用品、空ペットボトル）						
ガス	カセットコンロの用意						
	カセットボンベの備蓄						

5 通信機器・乗り物

	次回予定	/ /		/ /		/ /	
	実施日	/ /		/ /		/ /	
		可否	サイン	可否	サイン	可否	サイン
電話・FAX	災害時優先回線＊						
	携帯電話（PHSを含む）						
	FAX回線						
ラジオ	ラジオ						
	携帯ラジオ						
	カーラジオ						
パソコン	データのバックアップ						
	サーバーの転倒防止						
乗り物	バイク						
	自転車						
	車両						
地図	広域避難地図						

＊災害優先回線：電気通信事業法施行規則第56条で規定された「災害救助機関」に該当する機関に認められた災害時の優先電話で、送信のみ優先されます。電気通信事業者との協議により定められるため、NTT各支店に問い合わせる必要があります。

6 備蓄品の点検
□非常用品

保管場所 [　　　　　　　　　　　　　　　　　　　　　　　　]

物品	次回予定 /　/ 実施日 /　/ 個数・期限等	サイン	次回予定 /　/ 実施日 /　/ 個数・期限等	サイン	次回予定 /　/ 実施日 /　/ 個数・期限等	サイン
大型懐中電灯						
ランタン・ LED ガーデニング ソーラーライト						
電池						
マッチ						
ライターまたは チャッカマン®						
ヘルメット						
軍手または手袋						
雨具						
ポリ袋						
ブルーシート						
使い捨てカイロ						
三角巾						
ロープ						
ナイフまたはハサミ						
寝袋						
毛布						
タオル						
衣類 上着						
衣類 下着						
飲料水（3 日分）						
保温ポット						
非常食						
住宅地図						
携帯ラジオ						

＊発電機、発電機用ガソリン（危険物・火気取扱責任者必要）

6 ステーション用マニュアル

□看護用品

保管場所 〔　　　　　　　　　　　　　　　　　　　　　　　〕

	物品	次回予定 ／ ／ 実施日 ／ ／ 個数・期限等	サイン	次回予定 ／ ／ 実施日 ／ ／ 個数・期限等	サイン	次回予定 ／ ／ 実施日 ／ ／ 個数・期限等	サイン
訪問看護セット	血圧計						
	体温計						
	聴診器						
	ペンライト						
	パルスオキシメーター						
	未滅菌ゴム手袋						
	グリセリン浣腸						
	ディスポーザブルエプロン						
	マスク						
処置セット	滅菌処置セット						
	サージカルテープ類						
	消毒液						
	ハサミ						
	包帯						
	滅菌ガーゼ						
	創傷被覆剤*						
	フィルム材*						
包帯材料	包帯						
	三角巾または四角巾						
褥瘡ケアセット	創傷被覆剤*						
	フィルム材*						
	生理食塩水*						
尿留置管理セット	カテーテルチップ						
	滅菌ゴム手袋						
	カテーテル*						
	蒸留水*						

*薬剤等、医師の処方により必要なものは、別途医師との調整が必要

□看護用品（つづき）

保管場所　[　　　　　　　　　　　　　　　　　　　　　　　　　　　　　　　　]

	物品	次回予定 / / 実施日 / / 個数・期限等	サイン	次回予定 / / 実施日 / / 個数・期限等	サイン	次回予定 / / 実施日 / / 個数・期限等	サイン
採血・注射セット	駆血帯						
	アルコール綿						
	サージカルテープ						
	点滴セット＊						
	翼状針＊						
排泄ケアセット	シャワーボトル						
	おむつ一式						
	グリセリン洗腸＊						
	ワセリン						
	クリーム類						
保清ケアセット	ドライシャンプー						
	シャンプー						
	ベビーオイル						
	石けん						
	ポリバケツ						
	ポリマー入り紙・シート						
	おむつ						
	タオル						
	ウェットティッシュ（清拭用、手拭用）						
	簡易手指消毒剤						
	ゴミ袋						
	ゴム手袋						
栄養補助食	ゼリー飲料						
その他	吸引器						

＊薬剤等、医師の処方により必要なものは、別途医師との調整が必要

7 災害時連絡先リスト

連絡先	電話番号（固定・携帯）	備考
消防署・救急車	119	
警察署	110	
災害用伝言ダイヤル	171	
災害拠点病院		
災害拠点病院		
地区医師会		
役所		
公民館		
保健所		
ガス会社		
電力会社		
水道局		
電話局		
地域包括支援センター		
居宅介護支援事業所		
近隣訪問看護ステーション		
医療機器メンテナンス会社		
（移送協力先）		
（物品調達協力先）		
その他		

8 スタッフの緊急連絡先および緊急連絡網

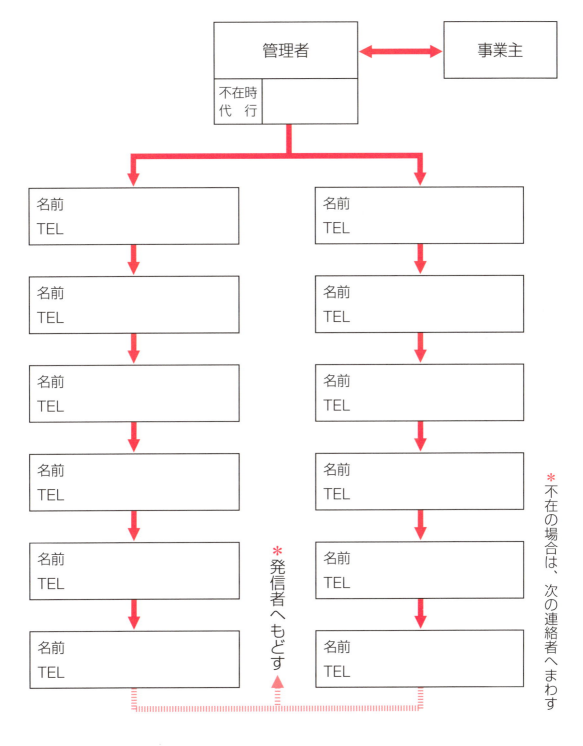

※ステーションに近い順番で連絡網を作る。
※災害担当者・管理者により、定期的（年に1〜2回）に連絡訓練を行う。

9 スタッフへの防災対策
□防災教育・訓練

次回予定	/ /		/ /		/ /	
内容	実施日	サイン	実施日	サイン	実施日	サイン
①情報収集・発信訓練						
利用者の安否確認						
スタッフの安否確認						
外部との連絡方法の確認						
通信機器の確認						
②避難訓練						
避難経路						
避難方法						
連絡先						
連絡方法						
③防火訓練						
消火訓練						
防火設備の点検						
④設備・機器の点検						
転倒落下防止策						
ライフラインの点検						
⑤備蓄用品の確認						
非常用品の点検						
訪問看護・救急医療						
用品の点検						
救援物資の点検						
⑥利用者のケア提供						
ライフライン途絶時のケア提供						
訪問時持参品の確認						
⑦外部機関との連携						
連携内容の確認						
連絡方法の確認						

メモ

※コピーして使用

10 災害発生時の指揮系統および役割分担

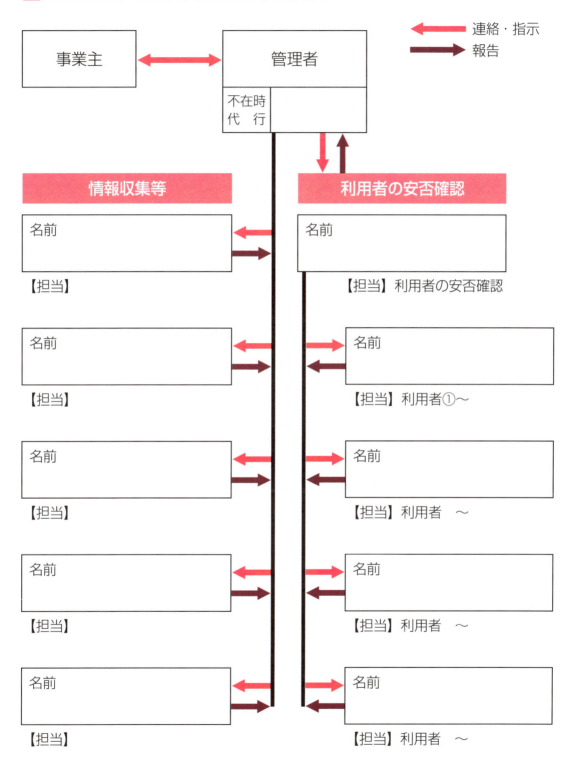

11 災害発生時　スタッフの役割分担

（　　　年　　　月　　　日作成・見直し後）

	分担内容	担当スタッフ氏名
①	全体の指揮命令	
②	スタッフの安否確認	
③	利用者の安否確認	
④	近隣ステーションとの情報交換	
⑤	事業所の被害状況確認・復旧作業	
⑥	主治医との連携	
⑦	他機関との連携	
⑧	情報収集、情報整理・開示	
⑨	利用者への訪問	
⑩	外部協力者の受け入れ・指揮	
⑪	物品・物資等の手配	
⑫	その他	
⑬		
⑭		
⑮		
⑯		
⑰		
⑱		

ステーション用マニュアル　13

12 安否確認表

災害発生日：

優先度	氏名	安否確認		場所	避難場所	医療機器	備考	電話番号 住所	主治医	ケアマネジャー	備考	月／日 場所 状況	月／日 場所 状況
		確認日	状況										
			生存・死亡・負傷 その他（　）	自宅 入院 入所					TEL	TEL			
			生存・死亡・負傷 その他（　）	自宅 入院 入所					TEL	TEL			
			生存・死亡・負傷 その他（　）	自宅 入院 入所					TEL	TEL			
			生存・死亡・負傷 その他（　）	自宅 入院 入所					TEL	TEL			
			生存・死亡・負傷 その他（　）	自宅 入院 入所					TEL	TEL			
			生存・死亡・負傷 その他（　）	自宅 入院 入所					TEL	TEL			
			生存・死亡・負傷 その他（　）	自宅 入院 入所					TEL	TEL			
			生存・死亡・負傷 その他（　）	自宅 入院 入所					TEL	TEL			
			生存・死亡・負傷 その他（　）	自宅 入院 入所					TEL	TEL			
			生存・死亡・負傷 その他（　）	自宅 入院 入所					TEL	TEL			
			生存・死亡・負傷 その他（　）	自宅 入院 入所					TEL	TEL			
			生存・死亡・負傷 その他（　）	自宅 入院 入所					TEL	TEL			
			生存・死亡・負傷 その他（　）	自宅 入院 入所					TEL	TEL			
			生存・死亡・負傷 その他（　）	自宅 入院 入所					TEL	TEL			
			生存・死亡・負傷 その他（　）	自宅 入院 入所					TEL	TEL			
			生存・死亡・負傷 その他（　）	自宅 入院 入所					TEL	TEL			
			生存・死亡・負傷 その他（　）	自宅 入院 入所					TEL	TEL			
			生存・死亡・負傷 その他（　）	自宅 入院 入所					TEL	TEL			
			生存・死亡・負傷 その他（　）	自宅 入院 入所					TEL	TEL			
			生存・死亡・負傷 その他（　）	自宅 入院 入所					TEL	TEL			

13 応援スタッフへの依頼内容

応援スタッフ氏名	依頼内容	備考

14 災害発生時　事業所の被害状況　確認書

事業所名	
報告者	
報告年月日	

			修理依頼日	サイン	修理完了日	サイン	備考
電気	停電	有・無					
	照明器具破損	有・無					
	ブレーカー	可・否					
上水道	断水	有・無					
	濁り	有・無					
	水漏れ	有・無					
下水道	排水	有・無					
	天井漏れ	有・無					
	床漏れ	有・無					
ガス	漏れ	有・無					
	元栓締め	可・否					
室内の損傷	天井	有・無					
	床	有・無					
	壁	有・無					
	窓ガラス	有・無					

15 災害発生時　通信機器等の利用可能状況　確認書

		利用の不可	修理依頼日	サイン	修理完了日	サイン	備考
電話・FAX	通常電話回線	可・不可					
	災害時優先回線 *	可・不可					
	携帯電話（端末）	可・不可					
	FAX 回線	可・不可					
ラジオ・テレビ	テレビ	可・不可					
	ラジオ・携帯テレビ	可・不可					
	携帯ラジオ	可・不可					
	カーラジオ	可・不可					
パソコン	インターネット通信	可・不可					
	パソコン作動	可・不可					
	利用者情報	可・不可					
乗り物	公共交通機関	可・不可					
	車	可・不可					
	バイク	可・不可					
	自転車	可・不可					
		利用の不可	復旧日	サイン			備考
道路事情	国道〇号	可・不可					
	県道〇号	可・不可					
その他							

*災害優先回線：電気通信事業法施行規則第５６条で規定された「災害救助機関」に該当する機関に認められた災害時の優先電話で、送信のみ優先されます。電気通信事業者との協議により定められるため、NTT 各支店に問い合わせる必要があります。

16 訪問時の持参品　確認表

訪問看護・救急医療用品					救援物資	
品名		品名			品名	
携帯用血圧計		タオル			水	
体温計		ウェットティッシュ			乾パン	
聴診器		ペーパータオル				
ペンライト		ティッシュ				
ガーゼ		おむつカバー				
絆創膏		トライシャンプー			栄養補給剤	
止血帯		スキナクリーン			ペーパータオル	
包帯		ストロー			トイレットペーパー	
綿棒					ドライシャンプー	
カット綿		湿布薬			清拭剤（スキナ ® 等）	
サージカルテープ		創傷被覆剤			ウエットティッシュ	
消毒薬		火傷用処置剤			タオル	
滅菌綿球		浣腸液			毛布	
滅菌ビン		生理食塩水			使い捨てカイロ	
滅菌ゴム手袋		コルセット			紙おむつ	
ピンセット		吸引器				
ハサミ		（およびこれに準ずる物）			移動用シート	
うがい薬		褥瘡予防用品			ミニテント	
アルコール						
紙おむつ		高カロリー食品				
生理用品		栄養補給剤				
		ベビーフード				
		ゴミ袋				
		手袋（未滅菌）				
		保温シート				
		軍手				
		食品用ラップ				

＊薬剤等、医師の処方により必要なものは、別途医師との調整が必要

資　料

資料 I 災害対策教育プログラム

【第1回】情報収集・発信訓練

実施日：

覚えておくこと！	災害時には、まずスタッフの安否と事業所の被災状況を確認します。
	必携防災カードはいつも見られるように携帯します。 また、年1回は自分の役割や連絡先の確認など、情報の更新をしておきます。
	その後、速やかにすべての利用者の安否を確認します。安否確認用の利用者リストを準備しておきます。
	外部との連絡が慌てずとれるよう普段から連絡先リストを用意し、スマートフォン、携帯電話やFAXなどに登録しておきます。また、通信機器が問題なく動くための準備をしておきます。

番号	項目	内容	［訓練］	チェック	［確認］	チェック
①	スタッフの安否確認	最もよいのは、発災直後にスタッフがメールで連絡を入れると決めることです。	皆で緊急時連絡用のグループを作成して、情報発信、受信してみましょう。			
		災害時には、電話より、メール・SNSがつながりやすいです。緊急時連絡用のグループや、あらかじめ決めたアドレスを登録しておき、すぐに送れるようにします。	届いたメールを皆で確認しましょう。			
		メールにはいつ参集するかを書きましょう。				
②	利用者の安否確認	参集した者から順に安否確認に走ります。安否確認表に状況を書いていきます。	マニュアル「⑫安否確認表」を1枚コピーし、1行だけ実際に書き込んでみましょう。		マニュアル「⑩災害発生時の指揮系統および役割分担」「⑪災害発生時　スタッフの役割分担」の時点修正。	
		災害の規模が小さい場合は、電話連絡を試みるとよいでしょう。				
③	外部との連絡方法の確認	主治医、ケアマネジャー、市町村の健康福祉局などからの連絡が考えられます。ボランティアなどの要請も必要になるかもしれません。	年に1回は「⑦災害時連絡先リスト」の内容を確認します。			
		電話、メールでの連絡以外に、場合によっては直接出向くことも考えておきます。そのためには何をしておかなければならないでしょう？	外部機関の所在地を実際に地図で確認しましょう（2〜3カ所）。			
④	通信機器の確認	電話以外の通信機器、FAX用紙切れの確認をしましょう。スマートフォン・携帯電話の簡易充電器はありますか？ラジオ用電池はありますか？地域の防災ネットに登録しましょう。	ラジオで地元のAMラジオ民放局やNHK、地元FM局等を受信してみましょう。		FAXの用紙とラジオ用電池の買い足し。防災ネットの加入。	
		災害伝言ダイヤルの使い方を確認し、使えるようにしておきましょう。	スマートフォンや携帯電話の簡易充電器を使ってみましょう。		スマートフォン・携帯電話の簡易充電器を買い足す。	

感想：備考等

記入した人

★当社サイトよりダウンロードできます。目次参照。

【第 2 回】避難訓練

実施日：

覚えておくこと！	施設にいるときに地震が起こったら、まず身を守ります。特に頭部を守ることが重要です。すぐにテーブルの下にもぐるか、頭を抱えて小さくなります。その際クッションなどがあればかぶります。 ゆれが収まったら火元を確認し、すぐに避難します。
	洪水の時は、川や水路の近くを避けて通ります。 早めの避難を心がけ、冠水してからは危険なので建物上階への避難も有効です。
	津波の時は、地震から 1 時間以内に避難することを目指しますが、間に合わない時は津波避難ビル（地域によっては名称が異なる場合あり）の 3 階以上に逃げ込みます。
	洪水などで市町村の指定避難所に自主的に避難する時は、市町村の担当部署に電話して、避難する旨を伝えます。 避難勧告が出ていたら、そのまま避難先に向かいます。

番号	項目	内容	［訓練］	チェック	［確認］	チェック
①	避難経路	非常口から外に避難します。 避難経路に不要なものや障害物がないか確認しておきます。 被害が大きい場合、近くの公園などに避難し、必要であれば近くの避難所に避難します。	小学校で習ったような身を守る行動をとり、建物の外に出て避難所等に行ってみましょう。		公園や避難所、津波避難ビルの場所を調べておきましょう。 非常口まわりの障害物は整理し、避難経路を確保しておきましょう。	
②	避難方法	避難は徒歩が原則です。車は必ず渋滞します。津波の時は自転車やバイクも有効です。 建物の倒壊やガラスの破片に注意します。 利用者さん宅では、近くの避難所に一緒に避難しましょう。人手が足りないときは近所の方に声をかけ手伝ってもらいましょう。	事業所から避難所までの経路を防災マップ等を使って調べてみましょう。 災害時に避難する時の経路をシミュレーションしてみましょう。		利用者さんの近くの避難所を知っておきましょう。	
③	連絡先、連絡方法	利用者さんと避難した時は、必ずその旨を管理者に報告します。 避難所の担当者に、状況に応じて要援護者用スペースの確保や福祉避難所への移送を相談・お願いしましょう。	利用者さん宅から近い避難所指定場所まで行き、管理者に電話もしくは緊急時 SNS グループで報告をしてみましょう。			

感想：備考等

記入した人

【第3回の1】消防訓練

実施日：

	覚えておくこと！	施設では火災の危険もあります。コンロなどでなくても地震の影響で電気器具からの出火もあり得ます。
		近くの消防署に相談すれば「水消火器」を訓練用に貸してくれます。空き地を使って一度やってみましょう。みんなが体験することが大切です。

番号	項目	内容	［訓練］	チェック	［確認］	チェック
①	消火訓練	設備点検は業者さんがするとして、せめて消火器の点検と使い方を熟知しておきましょう。	消火器の使い方を一人ずつ、全員がやってみましょう。			
		消火器は、安全ピンを抜き、火の元を狙ってから噴射します。これがポイントです。	電気のブレーカーやガスの元栓を止めてみましょう。			

【第3回の2】設備・機器の点検

実施日：

	覚えておくこと！	ほとんどの事業所では、設備の点検は業者さんがします。そこで私たちは、日頃の確認として、誘導灯や屋内消火栓赤ランプの球切れ、非常口表示板が見えるか、を点検しておきます。
		事業所の備品や棚には転倒防止策を施します。下敷きになって動けずに命を落とすことも多く、転倒した際に、割れた破片でケガをすることもあります。
		転倒防止の具体策としては、「壁に固定」「家具同士を固定」「家具の配置の見直し」「収納の工夫」などが挙げられます。 ホームセンターや100円ショップでも各種用具が揃っています。普段から注意して見てみましょう。

番号	項目	内容	［訓練］	チェック	［確認］	チェック
①	設備・機器の点検	棚に高く物を積んでいませんか？確認してみましょう。	懐中電灯やラジオの電池を点検して新品に入れ替えましょう。		マニュアル①②③の点検項目のチェックをしてみましょう。	

感想：備考等

記入した人

174

【第4回】備蓄用品の確認

実施日：

<table>
<tr><td rowspan="6">覚えておくこと！</td><td>阪神大震災の経験から3日間は物がなくなるといわれていましたが、東日本でも東松島市長が同じ発言をされています。ということは、3日分だけしっかり備えておくのが目安と考えればよいでしょう。</td></tr>
<tr><td>市町村の備蓄は各々の市町村で異なるため、地域防災計画などで確認（または市町村の担当者に直接尋ねる）してみましょう。それ以外は、流通備蓄といって外からの調達、支援に頼ることになります。</td></tr>
<tr><td>避難所でも自宅でも、物に不自由するのは災害時の大前提。
自分の身を自分で守るために、家庭や事業所で3日間しのげるように用意しておきます。</td></tr>
<tr><td>食料などは特別なものを用意する必要はありません。
水はペットボトル6本入りダンボールで、食料はレトルトパックや缶詰、インスタントラーメンなどで十分です。一年ごとにステーションの皆で消費し、その際に内容を点検して入れ替えます。</td></tr>
<tr><td>備品では、懐中電灯のほかにキャンプ用の電池ランタンがあれば便利です。
ポリタンクや空のペットボトルは、利用者さんを訪問する際に便利かもしれないので、大小2つは用意しておきます。
カセットコンロ用のガスも1～2パックあるとよいです。
★備えは、利用者さんにもすすめておきましょう。</td></tr>
</table>

番号	項目	内容	［訓練］	チェック	［確認］	チェック
①	備蓄用品の確認	備蓄品は個人個人に必要なものと、看護・医療に必要なものに分けて考えます。	備品納入業者の場所を確認したり、物品を取りに行ってみます。		マニュアル④⑤⑥のリスト項目の点検	
		個人に必要なものは、各々のロッカーに置いておくのも一案です。	備蓄品は、必ず先に補充をしてから、実際に使ってみて、使い心地を体験しておきましょう。			

感想：備考等

記入した人

175

【第5回】利用者のケア提供

実施日：

覚えておくこと！	災害時に最も重要なことは、訪問看護・介護事業者の皆が速やかに業務を復旧することです。
	避難していても、していなくても、不安に過ごしている利用者さんに今までどおりのケアを続けることが一番です。
	自分と家族の安否確認ができたら、いち早く集まりすぐに利用者さんの安否を確認します。
	災害時には市町村から安否確認の要請があるかもしれませんので、必ず利用者リストをつくっておきます。 市町村に報告するときには、引き換えに安否未確認者の情報を教えてもらいましょう。
	ケアを始める時、まだ水道や電気、ガスが復旧していないことも考えられます。 何を用意しておくべきか、皆で話し合っておきます。
	速やかにもとのサービスを続けられることが、多くの命を守ることになり、災害後の環境変化による状況の悪化や、震災後の「震災関連死」の激減につながります。
	地震や津波だけでなく、火災の場合も、訪問看護事業所・介護事業所と利用者さんの家族だけでは困難な場合が考えられます。 こういったことに備えるためにも、利用者さんは常日頃から地域の方となじみの関係をつくっておくことが、とても大切です。こうしたことを伝えていくのも、訪問看護の役割です。

番号	項目	内容	［訓練］	チェック	［確認］	チェック
①	災害時出動のイメージ化	災害時に通常業務を早く取り戻すためには、日頃から利用者さんにどのようにかかわっていけばよいか、留意点を話し合ってみましょう。	⑫スタッフが安否確認表を記入してみます。管理者はそれを集約します。 ※災害時には市町村に報告し、未確認者情報を照会します。 事前に市町村の担当部署と協議しておくとよいでしょう。		マニュアル⑥にある訪問時の持参品、その他用意すべき備品	
					自転車、バイク、車などの活用	

感想：備考等

記入した人

【第6回】外部機関との連携

実施日：

	覚えておくこと！	連絡先リストに記載した機関と、「どんな時に」「なんのために」連絡する必要があるかよく考え、理解しておきましょう。				
		いくら連絡先リストに記載があっていても、電話番号が変わっていたということもあります。年度はじめに必ず相手に確認し、更新しておきます（面倒ですが、絶対にしておきましょう）。				
番号	項目	内容	[訓練]	チェック	[確認]	チェック
①	外部機関との連携	外部機関との連絡は、連携や情報共有に有効です。いざという時に連絡できるよう、日頃から準備しておきます。	事前に作成した連絡網、またはSNSグループを使って、情報伝達訓練を行います（電話とFAXとメールを1回ずつ）。		マニュアル⑦　災害時連絡先リストの時点確認	

感想：備考等

記入した人

177

資料 II 災害対応力強化シート（例）

大規模な台風被害が想定される場合の動きについて

先日の台風○号の被害は相当でしたね。下記について取り組みましょう。

必要な時間は 10 分程度です（自分で考えて書く3分、意見交換7分程度）。

● **「次に起こった時にスムーズに対応できる」準備をこのタイミングでやりましょう。**

1. 停電が数日間にもわたり起こることは想定していませんでした。どのような準備や対応が必要だったか意見交換しましょう。

2. 災害時要援護者への安否確認にも課題を残しました。利用者さんにはどのようなセルフケア教育が日頃から必要か、意見交換しましょう。

3. 次に活かせるよう下の表に書き足してみましょう。

4. **自分で考え、意見交換することで「日頃の意識向上」と「対応力強化」を図ります。**

1. 停電に備えた事業所内での準備は？

2. 利用者さんのセルフケア能力向上に向け、私たちがすべきことは？

3. 地域の中での連携、協力体制の構築は？

4. 台風が休業日（日曜日）だったらどう行動したらよいでしょう？

★当社サイトよりダウンロードできます。目次参照。

集中豪雨、浸水の恐れのある場合の動きについて

先日の集中豪雨では被害がかなり出ました。これを受け下記について取り組みましょう。

必要な時間は 10 分程度です（自分で考えて書く3分、意見交換7分程度）。

● 「次に起こった時にスムーズに対応できる」準備をこのタイミングでやりましょう。

　1. 訪問エリア内の水のそばやアンダーパスなどの場所を確認しましょう。

　2. 今回は日曜日でスタッフの動きも少なかったが、「訪問中だったら・・・」をシミュレーション
　　し意見交換してみましょう。

　3. 自分で考え、意見交換することで「日頃の意識向上」と「対応力強化」を図ります。

1. 浸水しやすい場所や注意が必要な場所は？

2. もしも訪問中だったらどうする？

資料III 災害時携帯カード（例）

災害時のワンポイントメモ 訪問看護ステーション ――――――― 住所： 電話：	**1 自分の安全確保** ● 机・テーブルの下に**もぐり**身の安全を確保する ● 火気器具の元栓を閉めるなど**火の始末**を行う ● ゆれが一時おさまったら戸をあけて**出口**を確保する。戸が再び閉まらないように手近なものをはさんでおく ● あわてて外に**飛び出さない**ように周囲の状況を確かめて落ち着いて行動	● 狭い路地や塀際はブロック破片・ガラス破片の落下物に注意 ● 広場が近くにある時は一時そこに避難して様子を見る。広場がない時は街路樹などの下に避難する	**2 移動方法** ● 自転車での移動が無理と判断した場合は徒歩で移動。その場合の自転車の**停車位置**に関してはくれぐれも**注意**が必要。自転車が避難時の障害物になる可能性がある ● 履き物は、スリッパ・サンダルは避ける
3 利用者の身を守る ■ベッド臥床中の方 　①毛布で引きする 　②1人で引っ張る 　③座椅子などを使う ■車いす乗車中の方 　頭部を座布団・ヘルメット・分厚い本などで保護し、移動する ■歩行できる方 　「1 自分の安全確保」発生直後に順ずる	緊急移動の方法 ■移動時の留意点 ①あわてず、落ち着いて　②複数の支援者で ③身体状況を聞いて　　　④薬・めがね・入れ歯を忘れない ⑤声をかけ合い、安全に移動 ①毛布で引きする　　②1人で引っ張る　　③座椅子などを使う なるべく上体を起こす　後方、両脇から手を入れる。なるべく上体を起こし引く　手のつかみ方　ロープをかけると引きやすい 2人の支援者がいる場合は前後に立ち療養者を支えながら移動する方法もある。		**4 AED**　上部胸骨右縁 ①電源を入れる。 ②正しい位置に電極パッドを貼付。 ③AEDが脈拍の有無を解析。脈拍を触知できなければ、音声の指示に従い除細動を施行。 ④施行直前に音声で「離れてください」という指示があるので、自分も含め周囲の人の安全を確認。 ⑤ボタンを押す。　心尖部
5 災害時の連絡先メモ | 拠点病院 | | | 医療機器メーカー | | | 警察署 | | | 市役所 | | | 消防署 | | | 電力会社 | | | 水道会社 | | | ガス会社 | |	**6 テレビ　ラジオ** ■地域のラジオ局・有線放送等 　　　　　　　ch 　　　　　　　ch	**7 テレフォンサービス** ■災害に関する情報を電話で聞くことができる 〈市町村災害対策テレフォンサービス〉 TEL	**8 災害伝言ダイヤル** ■災害伝言ダイヤル「171」 被災地の方が録音した安否などに関する情報を他の地域の方が聞くことができるほか、他の地域の方から被災地の方へのメッセージを送ることも可能 | ① | 171＋1 | 171＋2 | | ② | 自分の電話番号 | 相手の電話番号 | | ③ | 安否を知らせる | 安否を確認 |
9 緊急時の避難先・連絡先について ● いざという時のために避難場所や外で災害にあった時のために10～12のようなことを話し合っておきましょう。 ● 親類の連絡先などは、できれば県外の方を登録しているほうがよい（大震災だと県内全域が不通になる可能性があるため）	**10 家族の連絡先**	**11 親戚の連絡先**	**12 家族の避難先**
13 ● 大震災の際にはあわてないこと・無理をしないことが基本 ● 日頃からの備えが大切 　（自分自身の備えの確認・利用者の備えの確認） ■室内環境・落下物はないか ■重要な薬の準備はできていますか ■避難場所について確認し合っていますか ■連絡先は話し合っていますか	**14** 通信が開通したらステーションに自分の安否を簡潔・明瞭に報告をする ■氏名 ■安否 ■居場所	**15 マイプロフィール** 〈名　前〉 〈住　所〉 〈電　話〉 〈血液型〉	**16 メモ**

★当社サイトよりダウンロードできます。目次参照。

資料 IV 訪問看護ステーション災害マニュアルに関するアンケート調査結果

○調査実施期間：2018年8月13日（月）～27日（月）
○回収率：41.4％（5,463事業所中、2,263事業所が回答）

1 質問：災害に関するマニュアルの有無
　選択肢：1 あり　2 作成中　3 なし

図1　災害に関するマニュアル

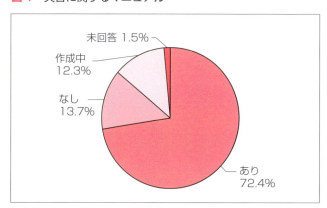

　災害に関するマニュアルの有無について、「あり」と回答した事業所が約7割（72.4％）、「作成中」と回答した事業所は12.3％、「なし」と回答した事業所は13.7％となった（図1）。

2 質問：貴事業所の災害マニュアルは何を想定して作成していますか（複数回答可）。
　選択肢：1 暴風　　　2 竜巻　　　3 豪雨　　　4 豪雪
　　　　　5 洪水　　　6 がけ崩れ　7 地震　　　8 津波
　　　　　9 噴火　　　10 火災　　 11 台風　　 12 その他

図2　想定している災害

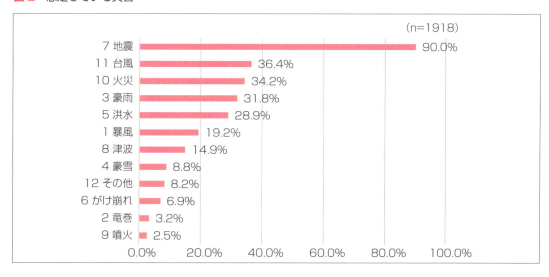

災害に関するマニュアルの有無について、「あり」（1,639件）または「作成中」（279件）と回答した計1,918事業所が想定している災害として最も多かったのは、地震（90.0％）となった。次いで、台風（36.4％）、火災（34.2％）、豪雨（31.8％）という順位となった **（図2）**。

3 **質問：災害発生時、安否確認は、どの順で行いますか。優先順位の高い順に上位3つまで選び、順番をご記入ください。**
　選択肢：1 利用者・家族　2 スタッフ　3 関係機関　4 自分の家族　5 その他

図3　安否確認の順位（全体）

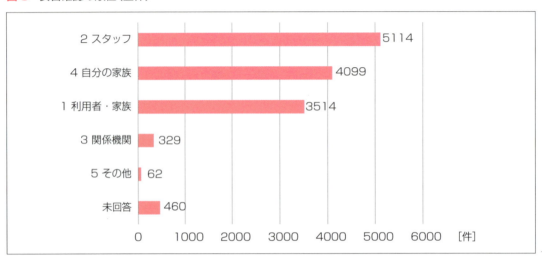

災害発生時、安否確認を行う順位の1位として最も多かったのは、自分の家族（940件）、2位として最も多かったのはスタッフ（1184件）、3位として最も多かったのは利用者・家族（1184件）となった。1位から3位までの順位別に、回答ごとの重要度を出し、回答ごとに重要度指数の総計を算出した。その結果、安否確認の順位は、1位はスタッフ、2位は自分の家族、3位は利用者・家族となった **（図3）**。

4 **質問：日頃、事業所を運営していくなかで災害に対して不安・心配な順に上位3つまで選び、選択肢の番号を表にご記入ください。**
　選択肢：1 事業所の建物の倒壊、破損　2 ライフラインの確保　3 交通手段の確保
　　　　　4 主治医への連絡方法　5 スタッフとの連絡方法　6 利用者への連絡方法
　　　　　7 災害状況・避難所の確認　8 他機関・自地域での連絡・連携
　　　　　9 緊急訪問を有する利用者への対応　10 衛生材料等の物品確保および配布方法
　　　　　11 その他

図4　災害時の不安・心配（全体）

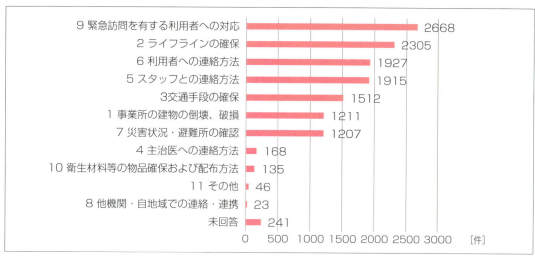

　日頃、事業所を運営していく中で災害に対して不安・心配なものの1位として最も多かったのは、「緊急訪問を有する利用者への対応」（495件）、次いで「ライフラインの確保」（447件）という結果となった。2位として最も多かったのは「利用者への連絡方法」（468件）、次いで「緊急訪問を有する利用者への対応」（353件）、「ライフラインの確保」（352件）という結果となった。3位として最も多かったのは、「緊急訪問を有する利用者への対応」（477件）、次いで「交通手段の確保」（344件）という結果となった。
　また、1位から3位までの順位別に、回答ごとの重要度を出し、回答ごとに重要度指数の総計を算出した。その結果、災害に対して不安・心配なものの、1位は「緊急訪問を有する利用者への対応」、2位は「ライフラインの確保」、3位は「利用者への連絡方法」となった**（図4）**。

5 質問：災害時に備えて、利用者教育をしていますか。
　　選択肢：1 はい　　　2 いいえ

図5　利用者教育実施の有無

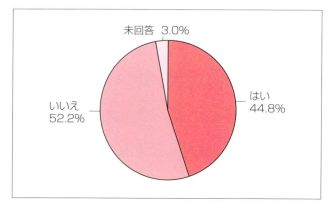

　災害時に備えた利用者教育の実施の有無について、「はい」と回答した事業所は44.8％、「いいえ」と回答した事業所は52.2％だった**（図5）**。

6 質問：災害に備えて、利用者・家族、他職種、地域の関連機関等と話し合いの場をもっていますか。
　　選択肢：1 はい　　　2 いいえ

図6　災害に備えた話し合いの場

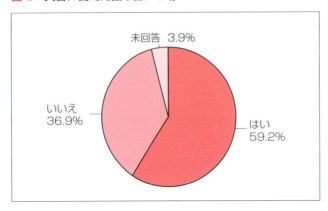

災害時に備えた利用者教育の実施の有無について、「はい」と回答した1014事業所のうち、災害に備えて、利用者・家族、他職種、地域の関連機関等と話し合いの場をもっているかとの問いに対して、「はい」と回答したのは約6割（59.2％）、「いいえ」と回答したのは36.9％であった**（図6）**。

7 質問：災害時の連絡方法はどのようにしていますか（複数回答可）。
　　選択肢：1 電話　　　2 メール　　　3 SNS（LINE、Twitter、Facebook等）
　　　　　 4 災害伝言板　5 災害伝言ダイヤル　　6 その他

図7　災害時の連絡方法

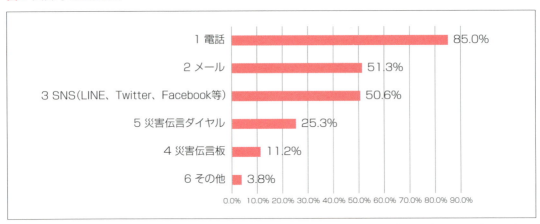

　災害時の連絡方法として最も多かったのは、電話（85.0％）、次いでメール（51.3％）、SNS（50.6％）という結果となった**（図7）**。

8 質問：災害に備えて、訓練をしていますか。
　　選択肢：①　連絡方法について　　　　1 はい　　　　2 いいえ
　　　　　　②　避難方法について　　　　1 はい　　　　2 いいえ

図8　災害に備えた訓練【連絡方法】

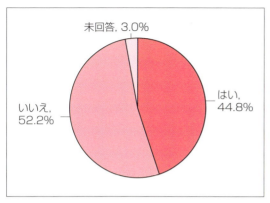

図9　災害に備えた訓練【避難方法】

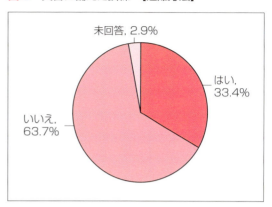

　災害に備え、連絡方法の訓練の実施を行っているかの問いに対して、「はい」と回答したのは44.8％、「いいえ」と回答したのは52.2％であった（図8）。また、災害に備え、避難方法の訓練の実施を行っているかの問いに対して、「はい」と回答したのは33.4％、「いいえ」と回答したのは63.7％であった（図9）。

9 質問：自地域のハザードマップを把握していますか。
　　選択肢：1 はい　　2 いいえ

図10　ハザードマップの把握

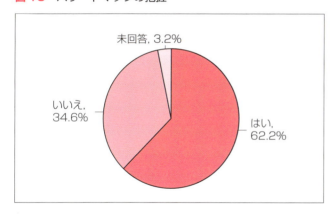

自地域のハザードマップを把握しているかとの問いに対して、「はい」と回答したのは62.2％、「いいえ」と回答したのは34.6％であった（図10）。

資料 V 自然災害発生時の事業継続計画（BCP）と事業継続マネジメント（BCM）

　2020（令和2）年12月に「介護施設・事業所における自然災害発生時の事業継続計画ガイドライン」と研修動画が公開された[1]。また、「介護施設・事業所における新型コロナウイルス感染症発生時のガイドライン」も公開された[2]。このうち、後者の新型コロナウイルス感染症発生時のガイドラインには、訪問系に特化したガイドが記載されていたが、前者の自然災害発生時のガイドラインでは、介護施設が主となっており、訪問系事業所のガイドとはなっていなかった。そこで、一般社団法人全国訪問看護事業協会は、「令和2年度老人保健健康増進等事業　看護事業所の質の確保に向けた自己評価を支援するための研究事業」にて、『自然災害発生時における業務継続計画（BCP）―訪問看護ステーション向け―』を作成した[3]。本書は、「総論」「平常時の対応」「緊急時～復旧における事業継続に向けた対応」「地域・多組織との連携」の4部で構成されている（**図1**）。

　BCP策定の手順としては、①事業所の基本方針や体制を明確にし、②優先業務を選定したのち、事業所のある地域特性（起こり得る災害特性も含む）をもとに、③災害発生後に事業継続を困難にするリスクをリソース（資源）ごとに時系列で想定する。次に、想定されたリスクから、④平常時に対応すべきことを明らかにしたのち、⑤緊急時～復旧の事業継続に向けた対応を検討する。さらに、⑥事業所単独では対応しきれない問題を想定し、地域・多組織とどのように連携すべきかを検討する。これら一連の計画を立案したのち、研修・訓練を重ねて、BCPの検証・見直しを続けていくことで、事業継続マネジメント（BCM；Business Continuity Management）を行い、PDCAサイクルを回し続けることが期待されている。

業務トリアージ（分類・振り分け）

　②「優先業務」の選定は意外に難しい作業であるため、一例を紹介したい。

　優先業務の選定は、「縮小・中断してもよい業務の選定」からはじめるとよい。たとえば、リハビリテーションが訪問の主たる目的となっている療養者の場合、医療依存度が高い療養者に比べると訪問看護のニーズは低い。また、家族の介護力が高く災

図1　『自然災害発生時における業務継続計画（BCP）―訪問看護ステーション向け―』の概要

1．総論	3．緊急時～復旧における事業継続にむけた対応
1）基本方針 　2）推進体制 　3）リスクの把握 　4）優先業務の選定 　5）災害情報の把握 　6）研修・訓練の実施、BCPの検証・見直し	1）体制 　2）人的資源 　3）物的資源 　4）財務資源 　5）情報資源 　6）利用者（BCPの視点からみると顧客）
2．平常時の対応	4．地域・他組織との連携
1）人的資源 　2）物的資源：建物・移動手段・通信機器・備蓄 　3）財務資源 　4）情報資源 　5）利用者（BCPの視点からみると顧客）	1）地域の連携体制の構築 　2）受援体制の整備

表1 「リソースごとのリスク」と「対応」の書き出しシートの一例

基本方針（ポリシー）	①災害時には、スタッフの命と安全を第一に守り、担当している利用者の安否確認、安全確保に尽力し、早期の事業の復旧、継続を目指す。
優先業務	②スタッフ管理業務

＊（　）内は対応を記す

		平時の対応	当日	72時間以内	1カ月以内	1カ月以降
リソース	人的資源	④スタッフ個々の居住地・家族状況（介護・育児）の把握	③出勤できるスタッフ6割 （⑤業務の縮小）	→	→	③スタッフの疲弊 → （⑤積極的な休暇取得、新規スタッフの雇用）
	物的資源		（　　）	（　　）	（　　）	（　　）
	財務資源		（　　）	（　　）	（　　）	（　　）
	情報資源		（　　）	（　　）	（　　）	（　　）
利用者〈顧客〉			医療依存度の高い療養者の生命危機 →	（　　）	（　　）	（　　）
			（　　）			
体制他		⑥地域ケア会議の災害時の対応構築	（　　）	（　　）	（　　）	（　　）

害時の対応が十分になされている場合も、訪問看護業務のニーズは相対的に低いため、訪問時間・頻度を縮小できる。さらに、レセプトの請求業務などは、被災後1カ月程度、業務を中断することができる。このように縮小・中断してもよい業務を選択することで、縮小・中断できない業務（＝継続・優先すべき業務）を選別することができるのである。

表1は、リソース（資源）を中心に時系列のリスク対応表である。想定された時系列ごとのリスクへの対応は、平時の「防護」「準備」だけではなく、「修復」「代替・活用」「調達・やり繰り」などが含まれる。

このように、災害直後だけでなく、災害サイクルに応じたリスクを想定し、リソースごとに対応を事前に検討しておくことで、事業継続が可能になるのである。

引用文献

1）厚生労働省老健局：介護施設・事業所における自然災害発生時の事業継続計画ガイドライン．令和2年12月．2020．厚生労働省ホームページより．〈https://www.mhlw.go.jp/content/12300000/000704787.pdf〉

2）厚生労働省老健局：介護施設・事業所における新型コロナウイルス感染症発生時のガイドライン．p.25-29．令和2年12月．2020．厚生労働省ホームページより．〈https://www.mhlw.go.jp/content/12300000/000817384.pdf〉

3）一般社団法人全国訪問看護事業協会：自然災害発生時における業務継続計画（BCP）：訪問看護ステーション向け．訪問看護事業所の質の確保に向けた自己評価を支援するために研究事業報告書．令和3年3月．2021．

★文献3）は一般社団法人全国訪問看護事業協会ホームページ「令和2年度研究事業」https://www.zenhokan.or.jp/surveillance/　からダウンロードできます。

索引

英字

BCP　→事業継続計画

DHEAT・・・・・・・・・・・・・・・・・・・・・・・・・・・・ 4

DMAT　・・・・・・・・・・・・・・・・・・・・・・・・・・・ 4

DPAT・・・・・・・・・・・・・・・・・・・・・・・・・・・・・ 4

EMIS ・・・・・・・・・・・・・・・・・・・・・・・・・・・・ 3

PAS セルフケアセラピィ ・・・・・・・・・・・・ 20

PTSD・・・・・・・・・・・・・・・・・・・・・・・・・・・ 19

あ行

亜急性期・・・・・・・・・・・・・・・・・・・・・・・・・ 5

安心カード・・・・・・・・・・・・・・・・・・・・ 92,94

安否確認表・・・・・・・・・・・・・・・・・・・・・ 37

医療ケアシート

・・・・・・ 93,99,101,103,105,107,109,111,113

医療情報システムの

　安全管理に関するガイドライン・・・・・・ 15

うつ病・・・・・・・・・・・・・・・・・・・・・・・・・・ 19

応援ボランティア・・・・・・・・・・・ 36,42,54,60

か行

外傷後ストレス障害・・・・・・・・・・・・・・・・ 19

企業資産にかかわる危険・・・・・・・・・・・・ 142

急性期・・・・・・・・・・・・・・・・・・・・・・・・・・ 5

共助・・・・・・・・・・・・・・・・・・・・・・・・・・・ 6

激甚災害・・・・・・・・・・・・・・・・・・・・・・・ 3

激甚災害に対処するための

　特別の財政援助等に関する法律・・・・・・・ 3

広域災害救急医療情報システム・・・・・・・・ 3

公助・・・・・・・・・・・・・・・・・・・・・・・・・・・ 6

さ行

災害看護・・・・・・・・・・・・・・・・・・・・・・・ 2

災害救助法・・・・・・・・・・・・・・・・・・・・・ 3

災害拠点病院・・・・・・・・・・・・・・・・・・・・ 4

災害サイクル・・・・・・・・・・・・・・・・・・・・ 5

災害時健康危機管理支援チーム・・・・・・・・・ 4

災害時要配慮者・・・・・・・・・・・・・・・・・・ 6

（右段）

災害対策基本法・・・・・・・・・・・・・・・・・・・ 2

災害の定義・・・・・・・・・・・・・・・・・・・・・ 2

災害派遣医療チーム・・・・・・・・・・・・・・・・ 4

災害発生時フローチャート・・・・・・・・・・・ 32

火災保険の加入形態・・・・・・・・・・・・・・・ 147

火災保険の補償範囲・・・・・・・・・・・・・・・ 145

事業運営上の賠償責任・・・・・・・・・・・・・・ 142

事業継続ガイドライン・・・・・・・・・・・・・・ 15

事業継続計画（BCP）・・・・・・・・・・・・・・9,15

自助・・・・・・・・・・・・・・・・・・・・・・・・・・・ 6

借家人賠償責任・修理費用補償特約・・・・ 148

車両保険の特約・・・・・・・・・・・・・・・・・・ 150

従業員にかかわる危険・・・・・・・・・・・・・・ 143

準備期・・・・・・・・・・・・・・・・・・・・・・・・・ 5

人為災害・・・・・・・・・・・・・・・・・・・・・・・ 2

スタッフの健康管理・・・・・・・・・・・・・・ 55,60

静穏期・・・・・・・・・・・・・・・・・・・・・・・・・ 5

精神医療チーム・・・・・・・・・・・・・・・・・・・ 4

た行・な行

耐震基準・・・・・・・・・・・・・・・・・・・・・・・ 27

超急性期・・・・・・・・・・・・・・・・・・・・・・・ 5

停電対策・・・・・・・・・・・・・・・・・・・・・・・ 93

日本医師会災害医療チーム・・・・・・・・・・・ 4

は行

ハザード・・・・・・・・・・・・・・・・・・・・・・・ 2

被災体験・・・・・・・・・・・・・・・・・・・・・・・ 12

避難行動要支援者・・・・・・・・・・・・・・・・・ 6

福祉避難所・・・・・・・・・・・・・・・・・・・・・ 59

防ぎ得た災害死・・・・・・・・・・・・・・・・・・・ 3

復旧・復興期・・・・・・・・・・・・・・・・・・・・ 5

防災対策チェックリスト・・・・・・・・・・・・ 92

ま行・や行・ら行

慢性期・・・・・・・・・・・・・・・・・・・・・・・・・ 5

予防介入プログラム・・・・・・・・・・・・・・・ 20

罹災救助基金法・・・・・・・・・・・・・・・・・・・ 3

本書はサブタイトルを初版から改題しています。

『訪問看護ステーションの災害対策　マニュアル作成と実際の対応』
2009年10月（初版）

『訪問看護ステーションの災害対策　マニュアルの作成と活用』
2019年3月（第2版）

訪問看護ステーションの災害対策　第2版　追補版
マニュアルの作成と活用

2009年10月20日	第1版第1刷発行	〈検印省略〉
2019年3月10日	第2版第1刷発行	
2021年11月15日	第2版　追補版第1刷発行	
2023年6月10日	第2版　追補版第2刷発行	

編　　　集	一般社団法人全国訪問看護事業協会
発　　　行	株式会社日本看護協会出版会
	〒150-0001 東京都渋谷区神宮前5-8-2　日本看護協会ビル4階
	〈注文・問合せ／書店窓口〉TEL/0436-23-3271　FAX/0436-23-3272
	〈編集〉TEL/03-5319-7171
	https://www.jnapc.co.jp
装　　　丁	齋藤久美子
印　　　刷	株式会社フクイン

●本著作物（デジタルデータ等含む）の複写・複製・転載・翻訳・データベースへの取り込み、および送信（送信可能化権を含む）・上映・譲渡に関する許諾権は、株式会社日本看護協会出版会が保有しています。

●本著作物に掲載のURLやQRコードなどのリンク先は、予告なしに変更・削除される場合があります。

JCOPY〈出版者著作権管理機構　委託出版物〉
本著作物の無断複製は著作権法上での例外を除き禁じられています。複製される場合は、その都度事前に一般社団法人出版者著作権管理機構（電話 03-5244-5088、FAX 03-5244-5089、e-mail: info@jcopy.or.jp）の許諾を得てください。

©2021　Printed in Japan　　　　　　　　　　　　　　　　ISBN 978-4-8180-2359-8

訪問看護 におすすめの書籍！

管理から臨床まで厳選の6冊をご紹介！

訪問看護業務におけるICT（情報通信技術）
導入・活用の入門書！

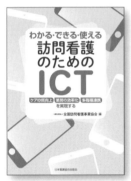

わかる・できる・使える
訪問看護のためのICT
ケアの質向上／業務の効率化／
多職種連携を実現する

- 編：一般社団法人全国訪問看護事業協会
- ●B5判／142ページ
- ●定価2,090円
  （本体1,900円＋税10％）
- ●2019年2月発行
- ISBN978-4-8180-2175-4

法的責任から事故事例の分析、
職員研修会の開催まで、広く解説

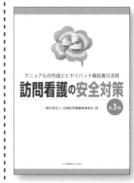

訪問看護の安全対策
第3版
マニュアルの作成と
ヒヤリハット報告書の活用

- 編：一般社団法人 全国訪問看護事業協会
- ●B5判／288ページ
- ●定価3,080円
  （本体2,800円＋税10％）
- ●2017年12月発行
- ISBN978-4-8180-2067-2

「最期まで家ですごしたい」 療養者と家族の希望を
支えるために必要な実践的知識を解説

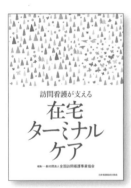

訪問看護が支える
在宅ターミナルケア

- 編：一般社団法人全国訪問看護事業協会
- ●B5判／272ページ
- ●定価3,740円
  （本体3,400円＋税10％）
- ●2021年2月発行
- ISBN978-4-8180-2327-7

労務管理の基本的な考え方と手続きを
わかりやすく解説！

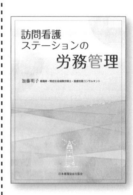

訪問看護
ステーションの
労務管理

- 著：加藤明子
- ●A5判／180ページ
- ●定価2,420円
  （本体2,200円＋税10％）
- ●2019年4月発行
- ISBN 978-4-8180-2191-4

すべてのステーションにとっての必備書
最新情報を収載してリニューアル！

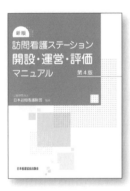

新版　訪問看護ステーション
開設・運営・評価マニュアル
第4版

- 監修：公益財団法人 日本訪問看護財団
- ●B5判／412ページ
- ●定価4,840円
  （本体4,400円＋税10％）
- ●2021年9月発行
- ISBN978-4-8180-2354-3

ワークシートを用いた"使える"BCPの
作成方法と作成例を解説

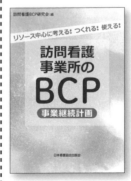

リソース中心に考える！
つくれる！　使える！
訪問看護事業所の
BCP（事業継続計画）

- 編：訪問看護BCP研究会
- ●B5判/148ページ
- ●定価2,970円
  （本体2,700円＋税10％）
- ●2022年6月発行
- ISBN 978-4-8180-2418-2

 日本看護協会出版会　〒112-0014　東京都文京区関口2-3-1
（営業部）TEL：03-5319-8018／FAX：03-5319-7213

［コールセンター（ご注文）］TEL.0436-23-3271　FAX.0436-23-3272
https://www.jnapc.co.jp
@HPjnapc